ファーマシーマネジメント 1

BSCを活用した病院薬剤部門・薬局の戦略的管理手法

はじめに

　このたび、株式会社薬ゼミ情報教育センターより『ファーマシーマネジメント1　BSCを活用した病院薬剤部門・薬局の戦略的管理手法』が発刊されることになった。執筆者の一人として、我が国において初となるファーマシーマネジメントの実用書が出版されることに無上の喜びを感じている。現在、薬剤師を取り巻く環境変化は著しく、病院薬剤部門の機能や保険薬局の社会的役割に大きな変化が生じている。これも時代の流れによるものであり、いずれにしても社会のニーズに応えるべく新たな役割ができることは喜ばしいことである。しかしながら、現代社会はあまりにも変化が激しく、また時代が流れるスピードも著しく早い。医療消費者のニーズや、さらに新たに医療提供者となる若い世代の薬剤師の価値観も大きく変化しているのは当たり前のことであろう。

　このように変化が激しい世の中で、多様な価値観の薬剤師が同じ職場で働いている。一見すると当たり前の光景であるが、組織が組織としてまっとうに機能しなければ、社会や医療消費者からの新たなニーズに応えることは困難である。そのまっとうな姿、あるべき姿に近づけていくのに必要になるのがマネジメントに関する正しい知識、技能、スキルであり、バランストスコアカード（BSC）のような戦略的マネジメントツールなのである。

　本書ではファーマシーマネジメントの基本として、実際に戦略的マネジメントツールを活用して、病院薬剤部門や保険薬局のマネジメントを実践している執筆者を厳選し、易しい解説を試みた。本書を読んで、その成果について十分に吟味し、その上でマネジメントを実践していただきたい。そして、社会や地域における薬剤師の役割や責務を果たし、最終的には医療消費者や社会のために職能を確立していただきたい。そのために本書を大いに役立てていただけたら幸いである。

　最後になったが、本書の企画から出版までご尽力いただいた学校法人医学アカデミー出版部の高橋珠代女史の努力にこの場をお借りして感謝申し上げる次第である。

2014年3月吉日

　　　　　　　　　　執筆者を代表して
　　　　　　　　　　日本経済大学大学院・教授
　　　　　　　　　　ファーマシーマネジメント研究所・所長
　　　　　　　　　　　　　　　　　　　赤瀬　朋秀

● 執筆者一覧

赤瀬　朋秀	日本経済大学大学院／ファーマシーマネジメント研究所
金田　昌之	医療法人五星会 菊名記念病院
礒野　淳一	社会福祉法人恩賜財団済生会支部 群馬県済生会前橋病院
舟越　亮寛	社会医療法人財団互恵会 大船中央病院
大幸　　淳	社会福祉法人恩賜財団 済生会横浜市東部病院
伊東　孝恭	株式会社 望星薬局
前田　正輝	株式会社 望星薬局
佐川　賢一	株式会社神奈川ファーマ 大和中央薬局、有限会社北真薬局 アップル薬局
中村　葉月	社会医療法人ジャパンメディカルアライアンス 海老名総合病院

目次

PART 1　ファーマシーマネジメントとBSCの活用

ファーマシーマネジメントとは ………………………………………………………… 10
バランストスコアカードを用いたマネジメント ………………………………………… 17

PART 2　病院薬剤部門におけるファーマシーマネジメント

事例1　医療法人五星会 菊名記念病院
中規模病院におけるBSCを用いた薬剤部マネジメント ……… 30

事例2　社会福祉法人恩賜財団済生会支部 群馬県済生会前橋病院
「薬剤師が関わればこんなにすばらしい」ことが「見える」ように
………………………………………………………………… 37

事例3　社会医療法人財団互恵会 大船中央病院
BSCを活用した中期計画の立案方法と実践 ……………… 44

事例4　社会福祉法人恩賜財団 済生会横浜市東部病院
開院時からBSCを導入―7年目を迎え導入効果を検証 ……… 51

PART 3　保険薬局におけるファーマシーマネジメント

事例1　株式会社 望星薬局
「財務の視点」を意識して生き残る薬局経営へ ……………… 60

事例2　有限会社北真薬局 アップル薬局
薬局経営戦略の実際―その効果は？ ……………………… 66

参考資料

病院薬剤師版BSC導入に向けての取組と調査結果 ……………………………… 74

付録

● クロス分析表 …………………………………………………………………… 80
● 戦略マップ ……………………………………………………………………… 81
● スコアカード …………………………………………………………………… 82

PART 1
ファーマシーマネジメントとBSCの活用

PART 1

ファーマシーマネジメントとは

●● 重要な経営課題であるファーマシーマネジメント

　ファーマシーマネジメント（pharmacy management）とは、我が国ではあまり耳にしない言葉であるが、米国においては標準的な教科書が存在することから、病院薬剤部門または保険薬局における経営・管理の実務から発生した新しい研究領域といっても差し支えないだろう。というのも、これらの教科書は薬学部の教員を中心に執筆されており、そこに記載されているコンテンツがアカウンティングやファイナンス、人的資源管理（human resources management）など（表1）、いわゆるMBA（経営学修士）コースの標準的なカリキュラムに類似していることからも理解できる。さらに、これらの教育内容が、Managerial Sciencesという位置づけでPharmacy Schoolの教育課程にも一部導入されている[1]ことから、マネジメントに関する体系的な教育がなされていることがうかがえる。このことは、マネジメントにサイエンスの考え方を導入させ教育を実践していること、そして、ファーマシーマネジメントが1つの学際領域として広く認

表1　Managerial Sciences

科目名	概要
アカウンティング	金融取引 財務諸表 キャッシュフロー管理 収益性の分析　等
ファイナンス	金融ニーズ 予算の執行 投資利益 財産管理　等
経済学	労働と資本との関係 最適なアウトプットの決定 事業活動時間の決定 投資とリスクマネジメント　等
人的資源管理	業務量の分析 雇用 モチベーションとパフォーマンス 人事評価と報酬 雇用と解雇　等
マーケティング	競争優位の判定 競争優位を確立させる手段 ターゲットとなる市場の識別 プロモーション戦略の評価 商品の適切なアレンジ サービスの価格設定　等
マネジメントオペレーション	ワークフローのデザイン 品質管理におけるイニシアチブ　等

（文献1より作成）

識されている証しであろう。

　あえてpharmacy managementを和訳すると、「(医療機関における) 薬剤部門の管理・運営」と「保険薬局の経営」という2つの異なる事業体におけるマネジメントを表す単語になる。両者の大きな違いは事業規模や職務における守備範囲などであるが、このことは病院薬剤師と薬局薬剤師の職能の相違や、そこから派生する経営・管理に関する考え方の相違と考えると2つの日本語訳が理解しやすい。特に、我が国では医療機関は非営利を原則とするが、保険薬局は株式会社や有限会社の経営形態をとることができる。単純に考えると、保険薬局のマネジメントには経営・管理の実務という位置づけでファーマシーマネジメントの考え方はなじむと思うが、非営利を原則とする医療機関の一部門である薬剤部門にマネジメントの考え方がなじむのか、時には突っ込んだ議論も必要になろう。

　しかしながら、現在の我が国の医療を取り巻く環境の変化は著しく、さらに医療を提供する病院の経営環境が厳しくなっているのも現実である。そして、このような環境の変化に即した管理・運営を実践しなければ病院の経営危機を招きかねないことを実感することも多いのではないだろうか。このような背景の下、病院経営におけるマネジメントの必要性が多方面から指摘されているのが現状であろう。したがって、病院経営を細分化させて、院内の各部門におけるマネジメントを適正に実践する必要があり、病院の一部門である薬剤部門のマネジメントは当該病院にとっても重要な経営課題にもなり得るのである。

　筆者は、病院薬剤部門におけるファーマシーマネジメントの定義を試みてきた[2-4]が、本稿ではファーマシーマネジメントを「病院薬剤部門・保険薬局における各種経営資源（医薬品・物流システム・費用・人材・情報・安全管理技術など）のマネジメントを実践することにより、病院薬剤部門・保険薬局の管理運営を適正に推進し、もって医薬品の適正使用、患者サービスの質向上及び病院・保険薬局経営の健全化に資すること」と定義し、以降の稿もこれに基づいて進めていきたい。特に、ここでは、ファーマシーマネジメントの導入として、マネジメントの基本的な考え方を中心に紹介する。

そもそもマネジメントとは何なのか

　昨今、マネジメントに関する成書は非常に豊富であり、我々が日常生活の中で手に取る機会も多くなってきた。これらマネジメントをテーマにした成書には学術専門書も多いが、中には分かりやすい表現で書かれているものもあり、

日常的に多種多様なマネジメントに触れることができる。さらに、インターネットで「マネジメント」をキーワードに検索をすると1000万件以上もヒットするように、マネジメントに関する情報は膨大な量になる。それだけに、マネジメントに関する正しい知識と認識を身につけることが重要であり、まずはその点に留意して解説したい。

マネジメント（management）は標準的な辞書によると、「管理」や「経営」などと和訳される。このような和訳は、マネジメントの今日的な解釈とほぼ一致しているが、ピーター F. ドラッカー（以下、ドラッカー）の記した成書[5]には、マネジメントの役割を**表2**に示すとおり解説している。このドラッカーの表現が難解であると感じる場合は、20世紀初頭に米国においてフレデリック W. テイラーが組織的怠業問題を解決するために提唱した「科学的管理方法」から考えると分かりやすい。すなわち、ここでいうマネジメントの対象は従業員であり、労働者を効率よく働かせるために単独作業ごとの分析を行い、さらに作業を組織として実行する実証研究、労働意欲そのものを対象にした研究などの成果から確立したいわゆる「管理方法」を指している。このような初期の研究が、我々が通常想像するマネジメントのイメージに近いと思われる。しかしながら、実際にはマネジメントの対象は従業員だけでなく、複数の経営資源を対象にするのが一般的であり、それが「経営」と和訳される所以であろう。すなわち、経営資源には従業員（ヒト）のほかにもモノやカネ、そして情報や技術があり、それらをバランスよく管理・運営することにマネジメントの意義が集約されるものと考えられる。このほかにも、MBAコースやビジネススクールのカリキュラムを見ると、ナレッジマネジメント（knowledge management）やプロジェクトマネジメント（project management）、サプライチェーンマネジメント（supply chain management）など、マネジメントに関するサブカテゴリーに属する科目群が設置されていることもあり、その対象となる範囲は極めて広いことが理解できる。

このように、マネジメントは、狭義の「管理」、「経営」にとどまらず、事業体を適正に導くために必要なものという意味合いがある。すなわち、ドラッ

表2　マネジメントの役割（ドラッカー）

①マネジメントは自らの組織に特有の目的とミッションを果たす
②仕事を生産的なものとし、働く人たちに成果を上げさせる
③自らが社会に与えるインパクトを処理するとともに、社会的な貢献を行う

カーが指摘している、①組織の使命を果たし、②従業員を育成し、③社会の問題に貢献するという3つの役割を集約すると事業体運営の適正化という本質的な意味が見えてくる。しかしながら、現在は、経営の大規模化・複雑化に伴って事業体を構成する要素が多岐にわたっているのが現状である。その結果、マネジメントの守備範囲が広くなり、さらに専門性が高くなったため、企業活動においても管理対象に応じて細分化されているのである。すなわち、企業などにおける経営・管理に関する実践的な技法の確立を目指すという見方もできる。具体的には、実際の事業活動に当てはめて考えると、①組織のミッションやビジョンを明確化し、②人材を集めて育成し、③構成員の能力に応じて業務を割り当て、④進捗や達成状況を管理し、⑤部署やチームの意思統一を図ることにより方向性を明確にしつつ軌道修正を行い、⑥内外からの情報収集と環境分析を実施することによって次の目標を定め、永続的に発展させる仕組を構築する一連の活動を指すことになろう。

病院におけるマネジメントの必要性と重要性

　病院におけるマネジメントの解説をする前に、医療における業界構造に関して解説する。病院を医療業界というくくりで他の産業と比較してみると、医療業界には他産業と比較して際立った特徴がある。すなわち、不特定多数の人に利益をもたらすという公益性の高い事業であること、常にその国の制度上の制約を受けていること、高い専門性によって維持される労働集約型の産業であることなどがその代表的な特徴であろう。すなわち、国の経済状況や政治の動向という外部環境からの情報や動向を考えずに戦略は構築できず、広義の顧客に満足を与える技術を維持・向上させるために人材確保や医療従事者の教育などの内部環境を整備することが重要であるということになる。さらに、多くの病院における組織構造は、専門職による各部門や部署の縦割の組織体であることから、医療従事者相互の連携が取りにくいという特徴もある。医療消費者の立場で考えると、1人の消費者にそれぞれの専門家が最適と思われるサービス内容を提案し実践することは当たり前のことである。しかし、それをわざわざ「チーム医療」という言葉で当事者たちに再認識させる必要があること自体が組織構造の未熟さを表している。このように、医療業界の特徴を踏まえた上でマネジメントを実践することは重要なことであるが、その点さえ留意しておけば、実は一般企業の経営・管理と大きな相違はないことも理解できる。要は、このような医療業界の特徴を踏まえた上で適正な事業活動を行えばよいという

ことである。すなわち、病院におけるマネジメントには経営学でよく使われる理論やツールを応用することが可能である一方、医療業界構造を熟知していなければ戦略もマネジメントも機能しないということになる。

したがって、安易な気持ちでコンサルタントなどに依存するのは大きなリスクが伴う可能性が高い。筆者が理想的と考える病院におけるマネジメントの担い手は、医療現場における勤務を少なくとも10年程度は経験し、なおかつ自身の専門領域（医師の場合は診療科、薬剤師の場合は薬剤業務など）以外にも、医療業界の構造や制度、病院経営の仕組などに精通した人材が望ましいと考えている。さらに、MBAコースなどに通って専門知識やマネジメントの知識やスキルを身につけるのが理想であろう。最近では、医療経営士などのような民間資格も知られるようになってきており、個々の事情に応じてこういった民間資格を活用することも勧めたい。ただ、いずれにしても、このような教育には時間も費用もかかることから敷居は高いと考えている経営者が多い。現状を鑑みると、医療の知識とこのようなマネジメントの知識やスキルを併せ持つ少数の人材が、職域の枠を超えて、それぞれの病院の特徴を踏まえた上で、その病院に適したマネジメントの方法を立案・実践するのが望ましいと考えられる。将来的には、各部門の長や次席の職員には、マネジメントに関する知識やスキルを習得することを「マネジャー」の要件にすることも必要かもしれないが、業界におけるコンセンサスを得るためにはもう少し時間が必要であろう。ただし、そのような悠長なことを考えている余裕はないので、自主的にマネジメントに関する専門知識やスキルを身につけた各部門のマネジャーが、院内で「医療経営に関するチーム医療」を実践するのも一手法ではないだろうか。少なくとも、外部依存型のマネジメントから脱却し、自分自身の力で組織を進化させなければならない。そのためにも、各部門におけるマネジメントの実践は重要な経営課題になるのである。

専門職におけるマネジメントの難しさ

さて、それでは薬剤部門のマネジメントを実践する薬剤部門長のポジションに就いたと仮定したい。その際に、最初に何をしたらよいのか、どのように薬剤部門を運営したらよいのか、どのように職員を教育したらよいのか迷うことが多いと思われる。そもそも、自身がトップに立ったらアレもしたいコレもしなければならないという青写真はあった一方で、いざ実践となると一筋縄ではいかないことも再認識すると思う。そもそも薬剤部門長に必要な資質に関して

は、研究成果も研究論文も現時点ではほとんど存在しないので、何を参考にしたらよいのかも分からない。行きつく先が、前任者や大学の先輩、近隣の病院の薬剤部門長に相談するというのが現実ではないだろうか。このことは、裏を返すと先人が手探りで作り上げた薬剤部のマネジメントの方法を伝承的に継承しているにすぎず、その時代に即したマネジメントは先人の経験に自身の創意工夫を加味させた我流のマネジメントであるということであろう。したがって、我が国におけるファーマシーマネジメントの研究や実践は緒に就いたばかりであるといっても過言ではない。では、薬剤部門長はどのように行動したらよいのだろうか。

　既に述べたが、そのような際にひもとくいわゆるマネジメントに関する専門書は多い。実際に、インターネットの書籍購入サイト上で「マネジメント」をキーワードとして検索すると1万件以上の書籍がヒットする。この中から選ぶ作業自体も大変だが、どの書籍が現在の自分が抱えている課題を解決できるのか、自身が勤務する病院とか薬剤部のマネジメントに有用なのか、自身が置かれた状況の打破に役立つのか、または薬局経営に有効なのか判別はつかないだろう。病院薬剤部門の新任マネジャーがマネジメントに関する書籍を読みあさっても、正しい方向性が見いだせているか適正に判断できないのはそのような理由からである。それでは、なぜ専門職集団のマネジメントは難しいのか考えてみたい。

　医療の業界構造が特殊であることは前述したが、その中の1つに「高い専門性を有する技術集団である」という意味合いの記述をした。薬剤師に固有の専門性、すなわち他の医療従事者とは異なる専門性と守備範囲について今一度考えてみたい。法的な解釈はあえて割愛するが、薬剤師の行うべき仕事を一言で表現すると「医薬品が使用される全ての場における医薬品の適正な使用に関連する全ての業務」とでも集約されよう。院内に目を向けると、全ての病棟や外来以外にも処置室や内視鏡室、がん化学療法センターなど病院全体が守備範囲となる。また、院外処方を通じて近隣や地域における保険薬局との連携や業務のマネジメントなどもその守備範囲となろう。したがって、薬剤部門長の業務範囲は院内から地域に至るまで極めて広く、その守備範囲は院内一部門の長に収まらず副院長クラスと同等になる。さらに、院外のステークホルダー（利害関係者）も製薬企業から医薬品卸売販売業者だけでなく、調剤機器の製造販売企業、SMO（治験施設支援機関）やCRO（医薬品開発業務受託機関）などの企業や、そのほかにも薬学部や薬科大学など教育機関なども含めると膨大な範

囲となる。このことを自覚するとともに、その職域や守備範囲の広さを病院長など管理者や経営幹部にも広く理解してもらう必要もある。ただし、このような守備範囲の広さは専門細分化されている故に理解されがたいものであり、そういった情報を共有しにくいことも専門職集団におけるマネジメントが難しいといわれる所以である。

　さらに、ヒト・モノ・カネという戦略に必要な3要素は、ファーマシーマネジメントにおいては、ヒト＝薬剤師及び助手など、モノ＝医薬品・医療材料、カネ＝医薬品購入費・人件費などの費用及び診療報酬・保険外収入などの収入に置き換えることができる。最近では、情報や技術も経営資源として考えられているので、それぞれ「医薬品情報」や「調剤技術・医療技術」とでも置き換えられよう。このように経営資源を適切に把握すること、定義づけることなしに、これらを組み合わせた戦略を構築することも、それをマネジメントすることも困難である。例えば、「ヒト」のマネジメントを考える際に、専門職集団の行動特性に注目することも必要である。薬剤師の場合、昨今の専門薬剤師や認定薬剤師の取得に意欲を示す薬剤師が多いのは大いに歓迎すべきである。しかしながら、細分化した知識や技術のスペシャリストに過ぎると、ジェネラリストとしての薬剤師のアイデンティティは希薄になることもある。このように異なる考え方の同一職種の共存も専門職におけるマネジメントを困難にさせる要因である。

　次項では、このような課題を解決すべく、マネジメントを実践するために必要なツールについて、病院薬剤部門及び保険薬局の2つのパターンに分けて解説する。

● 文献
1) Desselle SP, et al：Pharmacy Management 3rd edition, p1-17, McGraw-Hill, USA, 2012.
2) 赤瀬朋秀：病院薬剤部門におけるマネジメントの実践, 薬局, 57：2393-2399, 2006.
3) 創造的変革の探求（日本経済大学大学院編）, p235-260, 中央経済社, 東京, 2013.
4) 薬剤部門のマネジメント（赤瀬朋秀, 湯本哲郎編）, 日本医療企画, 東京, 2014. (in press)
5) Drucker PF：マネジメント―課題、責任、実践［上］（上田惇生訳）, p42-56, ダイヤモンド社, 東京, 2008.

　　　　　　　　　　　　　　　　　　　　　　　　　　　　　　（赤瀬　朋秀）

PART 1

バランストスコアカードを用いたマネジメント

∷ マネジメントツールとしてのバランストスコアカード

　勘違いのなきよう最初に述べておくが、バランストスコアカード（BSC：balanced scorecard）は戦略マネジメントの単なる道具であり、ファーマシーマネジメントそのものを指す単語ではない。確かに、医療業界ではBSCを活用してマネジメントを実践している医療機関も多いので混同するかもしれないが、ここではファーマシーマネジメントの実践に役立つマネジメントツールという意味でBSCを簡単に解説する。

　BSCは、1992年にハーバード大学経営大学院の教授ロバート S. キャプラン（以下、キャプラン）とコンサルタントのデビッド P. ノートンによってHarvard Business Review誌に発表された戦略的管理手法である[1]。当初は、キャプランが管理会計の専門家であったことから、管理会計の範囲内で話題になったに過ぎなかったが、後に経営戦略や業績評価などさまざまな領域に拡大した[2]とされている。発表された当初は業績評価ツールとして幅広い領域で検証され、徐々に改善されてきた。その後、1996年に、キャプランがBSCはビジョンと戦略を融合させたマネジメントシステムとして機能していることを報告しており[3]、特に表1に示す4つのプロセスを関連づけてマネジメントを実践することにより「戦略的マネジメントシステム」として機能することを示した。

　その後、2002年頃からは組織変革のフレームとして活用され、現在の戦略マップ及びスコアカード（図1）の形に昇華された。戦略マップとスコアカー

表1　BSCにおける4つのプロセス

①ビジョンと戦略の明確化
②戦略目標と成果尺度の関連性と周知
③計画及び目標値の設定並びに実施項目のベクトルの調整
④戦略のフィードバック及び学習の強化

（文献2より作成）

ドはBSCを構成する重要な要素であると同時に、それぞれが異なった機能を有し、相互補完するための形態となっている。すなわち、戦略マップは戦略を可視化し戦略遂行への道順を示したもので、経営計画の共有あるいはプランニングという機能がある。また、スコアカードは、データを活用しながら戦略の実行及び進捗状況をモニタリングし、時に上方（または下方）修正をするコントロール機能を有する。このことは、BSCが経営・管理を主眼とした戦略的マネジメントシステムであることを裏づけるものである。

　高橋[2]は、BSCを「組織のミッションの達成のためにビジョンを分かりやすく示し、それの達成のための戦略というロジックを可視化させる戦略マップとそれをいかに実行するかを指標と具体策に示し、達成目標を数値で示したスコアカードで戦略をコントロールして実行することで、組織改革にまで及ぶ経営の道具である」と定義している。BSCには多くの機能があることは理解できるが、現存するマネジメントツールや戦略ツールの中では医療業界に極めてなじみやすい。この背景には、医療業界では「学習と成長」などの非営利の指標を重視すること、そして、医療従事者の「学習と成長」が患者や地域住民など医療機関の「顧客」の満足に直結しやすいことなどが挙げられよう。専門医、専門薬剤師、認定看護師など、より高度な資格を「学習して成長すること」により、業務プロセスの充実や質向上につながり、それが患者満足や治療の成

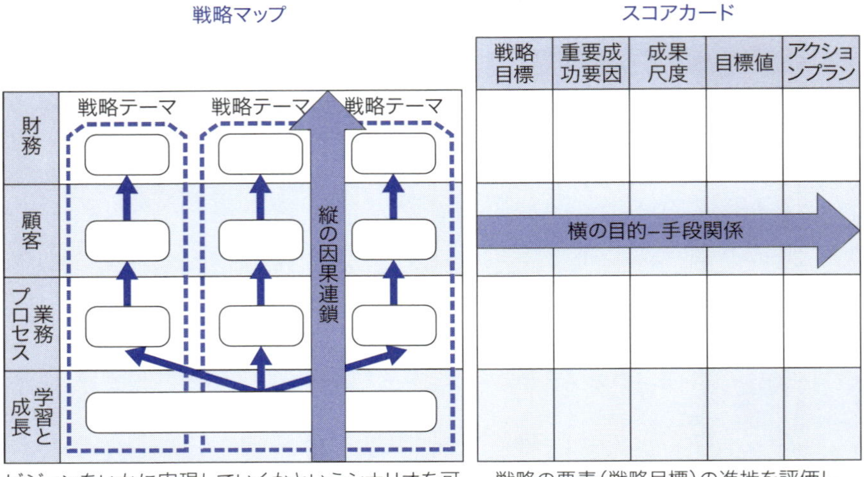

ビジョンをいかに実現していくかというシナリオを可視化したもの（主要な戦略の全体像を示したもの）

戦略の要素（戦略目標）の進捗を評価し、管理するためのもの

図1　BSCを構成する2つの要素

果につながることが医療従事者には経験的に理解できているからである。この思考プロセスを薬剤部門に当てはめて考えると、例えば、がん専門薬剤師を育成したら、抗がん剤の適正な使用→安全な抗がん剤治療を患者に提供することによる満足度向上→新たな患者確保というように、一連のストーリーを連想しやすいことが医療従事者から広く受け入れられている所以であろう。このことは、院内の他の専門職にも当てはめることができ、病院全体のBSCから部門に戦略を落とし込むことができることも医療業界で広く普及してきた要因である。次に、病院薬剤部門へのBSCの応用とBSCを活用したファーマシーマネジメントの実践について解説する。

●● BSCを活用したファーマシーマネジメントの実践―病院薬剤部門の場合

まず、BSCを活用したマネジメントの実践について述べたい。BSCが有効な戦略マネジメントツールであることは前述したとおりであるが、一方で、「BSCを導入しても何も変わらなかった」、「立派なBSCが完成したが絵に描いた餅に終わった」などといういわゆる失敗談をしばしば耳にすることがある。もちろん、BSCは魔法のつえではないので目指す姿と得られた成果との間に乖離があるケースもあるが、これら失敗の要因として、多くの場合が運用のプロセスに原因があると筆者は考えている。すなわち、急に業績に連動させたために行動に無理が生じた状態で運用していたり、BSCが出来上がったことに満足し実運用にまで至らなかったことが原因であると考えている。このような失敗のリスクを最小限にしてBSCを成功に導くためには「BSCの適正使用」が必要であると考えている。ここでは、筆者がこれまでに経験した病院薬剤師版BSCを活用したファーマシーマネジメントの実践にあたって注意すべき点について解説したい。

(1) メンバーの選定

BSCを作成するにあたって、まず重要なのはメンバーの選定である。まずは、戦略の策定に薬剤部門長の参加が必須であるか考えてほしい。例えば、病院全体のBSCを作成する際の病院長参加のメリットとデメリットを表2に示した。個々の病院によって病院長のリーダーシップや組織風土に違いがあるので、一概にはいえないかもしれないが、自身の病院に当てはめた場合どうなるか考える必要はあろう。このことは、薬剤部門におけるBSC作成においても、薬剤部門長の参加がプラスに働くかマイナスに働くか、事前によくシミュ

レーションする必要があるということである。仮に、薬剤部門長が参加しない方がよいという選択をした場合、重要なのは次席やNo.2の参加である。筆者の経験上では、薬剤部門長の意図をしっかりと理解している次席が出席すれば、原則、薬剤部門長は参加する必要はないと考えている。薬剤部門の戦略を描くのに、薬剤部門長が参加しないことに不安があるのは確かであるし、薬剤部門長にとって勇気のいる決断である。しかし、一方では、①自分が育成した次席やNo.2の実力を試せる、②薬剤部門長の意図を次席やNo.2がどの程度理解しているかテストできる、などといった見方をすれば薬剤部門長にとってのメリットもあろう。次席をリーダーに据え、なおかつ信頼度が高い中間管理職2人、やる気のある若手（20代後半〜30代前半）1人を加えた4人程度のチームが作成したBSCは完成度が高く、運用上のミスも少ない。このことは、筆者がこれまでに経験した病院薬剤師版BSCセミナーにおける感触であり、実は決まったルールは存在しないので、施設の実情に合わせてメンバーを変えてみるなどの工夫もすべきであろう。例えば、初年度のみ薬剤部門長が出席するとか、毎年メンバーを変えることによって多くの職員に経験させるなど、明確な目的があれば適正な運用であるといえるのである。もちろん、小規模の薬剤部門の場合は、スタッフ全員で参加するのも施設の状況に合致した正しい運用の1つである。

(2) 薬剤部門長の役割

BSC作成にあたって、実は薬剤部門長には大きな役割がある。それは、薬剤部の理念、ビジョンを定めておき、参加者に周知させておくということである。理念とは、自病院の薬剤部の存在意義や果たすべきミッションについて普遍的な形で表した基本的価値観の表明であり、基本的スタンスを明確化したものである。一方、ビジョンとは薬剤部の目指す将来の具体的な姿を、従業員・顧客・社会に対して表明したもの、自分たちが将来どのようになりたいか示したものである。この数年後になりたい姿に向けて、それを実現させるのが

表2　BSC作成に必要なメンバー（トップ参加のメリットとデメリット）

メリット	デメリット
・各部門長に対してダイレクトにリーダーシップを示せる ・BSC導入の本気度を参加者に示せる ・病院長のビジョンが確実に伝達される ・その他	・結局、病院長が旗を振らないと誰もやらない ・幹部職員が育たない ・逆に病院長の強力過ぎるリーダーシップに職員は白ける ・何でもトップ依存に陥る可能性がある ・その他

BSCの役割なのであるということを参加者に周知させる必要がある。ただし、薬剤部の理念が病院の理念と乖離していてはいけない。あくまでも病院全体の理念に沿った薬剤部門の理念やビジョンを考えておくことが肝要である。

(3) SWOT分析

メンバーの選定が完了したら実際にBSC作成を行う。チームのリーダーは次席が行い、まず薬剤部門の内部及び外部環境の分析を行う。その際に、メンバーから意見が出やすいように調整し、意見の集約を担うファシリテータがいれば作業はスムーズになる。内部環境及び外部環境の分析にはSWOT分析というツールを用いる。SWOT分析とは、Strengths（強み）、Weaknesses（弱み）、Opportunities（機会）、Threats（脅威）のそれぞれの頭文字をとってSWOT分析と呼ぶ。「強み」と「弱み」は現在の薬剤部門の内部環境の現状か

表3　薬剤部門の内部環境分析の例

	S（強み）	W（弱み）
ハード的なもの	・無菌室がある ・グループ病院としての連携の素地がある ・電子診療録を導入している ・24時間体制で勤務している ・その他	・調剤室が狭い ・外来化学療法室との動線が長い ・注射カートが古い ・DI室に資料が少ない ・その他
ソフト的なもの	・病棟薬剤業務実施加算を算定している ・院内のチーム医療にすべて参加している ・病棟に常駐している ・持参薬管理を100％実施している ・手術室に薬剤師が常駐している ・その他	・人材育成がシステム化されていない ・DI業務が充実していない ・専門薬剤師、認定薬剤師がいない ・インシデントが多い ・その他

表4　薬剤部門の外部環境分析の例

	O（機会）	T（脅威）
マクロ的なもの	・グループ内に在宅部門がある ・駅からのアクセスがよい ・周囲に同じ機能の病院がない ・在宅患者が多い ・病診連携が盛ん ・その他	・病棟薬剤業務実施加算の算定率が低い ・薬価差益の縮小 ・高薬価の新薬の薬価収載 ・全国的な内科医不足 ・近隣に○○病院が新築移転 ・二次医療圏に同じような機能の病院がある ・その他
ミクロ的なもの	・院内で看護部から連携を求められている ・○○外来など専門外来が開始 ・増員の予定がある ・TDMに対するニーズがある ・その他	・多忙なため職員の離職率が高い ・看護部の薬剤業務に対する理解が低い ・薬剤師を募集しても応募がない ・ICU稼働率が低い ・その他

ら導き出し、「機会」と「脅威」は同様に外部環境から導き出す。この作業は参加者の合意形成の下で行い、網羅的かつ広範囲に事実関係を抽出することが求められる（表3、4）。

(4) クロス分析

次のステップでは、これらの項目を掛け合わせるクロス分析を行い、薬剤部門における経営課題を導き出す。すなわち、薬剤部の「強み」と「機会」を掛け合わせて「薬剤部門の強みで取り組める新たな機会の創出（積極的攻勢）」、「強み」と「脅威」を掛け合わせて「脅威を回避した事業機会の創出（差別化戦略）」、薬剤部の「弱み」と「機会」を掛け合わせて「弱みを強みへ転換する（弱点克服・転換）」、「弱み」と「脅威」を掛け合わせて「最悪の事態を招かないような対策（業務改善）」の4パターンの経営課題を導き出す。ここで重要なことは、事実と事実を掛け合わせて導き出された経営課題は、薬剤部門が直面している課題であって、そこから目を背けてはいけないということである。具体的な作業のイメージを図2に示した。

(5) 戦略マップの作成

経営課題が導き出されたら、それぞれの課題をBSCの4つの視点に当てはめる作業を行う（図3）。すなわち、それぞれの課題が「学習と成長」、「業務

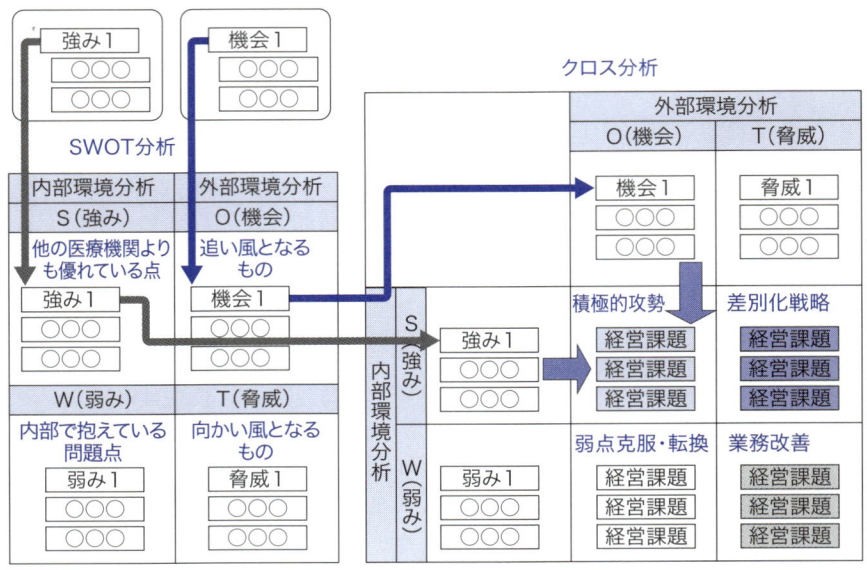

図2　SWOT分析・クロス分析の進め方

プロセス」、「顧客」、「財務」のいずれに該当するかを判断する必要がある。クロス分析の際に表現の仕方や文言によって判断に迷う場合もあるので、もし迷ったらクロス分析にまで戻って適切な表現に変更しても構わない。「学習と成長」、「財務」の視点は比較的明確である一方、「業務プロセス」なのか「顧客」なのか迷うことが多い。ただ、このような問題も回を重ねていくと自然と解決することもあり、経験を重ねることによって精度の高い戦略マップを作成することが可能になる。それぞれの課題が配置できたら、同じような内容の項目をまとめて「島」を作り、そこにタイトルをつける。最後にそれぞれの視点における経営課題を因果連鎖させ、縦の因果連鎖に戦略テーマを付ければ戦略マップが完成する。これが、薬剤部門における主要な戦略の全体像を可視化したものになる（図4）。

(6) スコアカードの作成

最後に戦略マップ上のそれぞれの経営課題に対して、「重要成功要因」、「成果尺度」、「目標値」、「アクションプラン」を記入してスコアカード（表5）を作成する。スコアカードは、戦略の要素（経営課題＝戦略目標）の進捗を評価し、適正に管理するためのものであり、前述のとおり戦略マップとペアで運用する。「重要成功要因」の欄には、戦略目標を達成するためのさまざまな要因の中から特に重要なものをいくつか選び出して記入し、「成果尺度」には重要成功要因を継続的に測定・評価できる指標を検討し記入する。「目標値」には

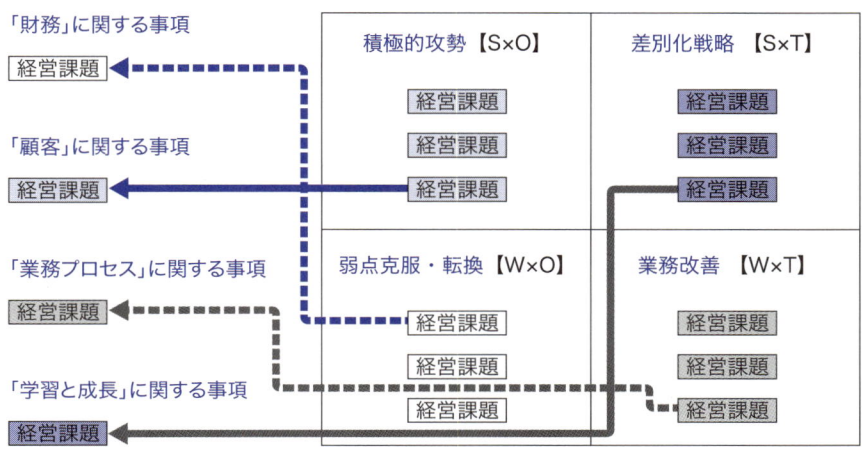

図3　戦略目標の設定方法
　　SWOTから絞り込んだ経営課題について、重要なものから選択し、4つの視点に分類する。

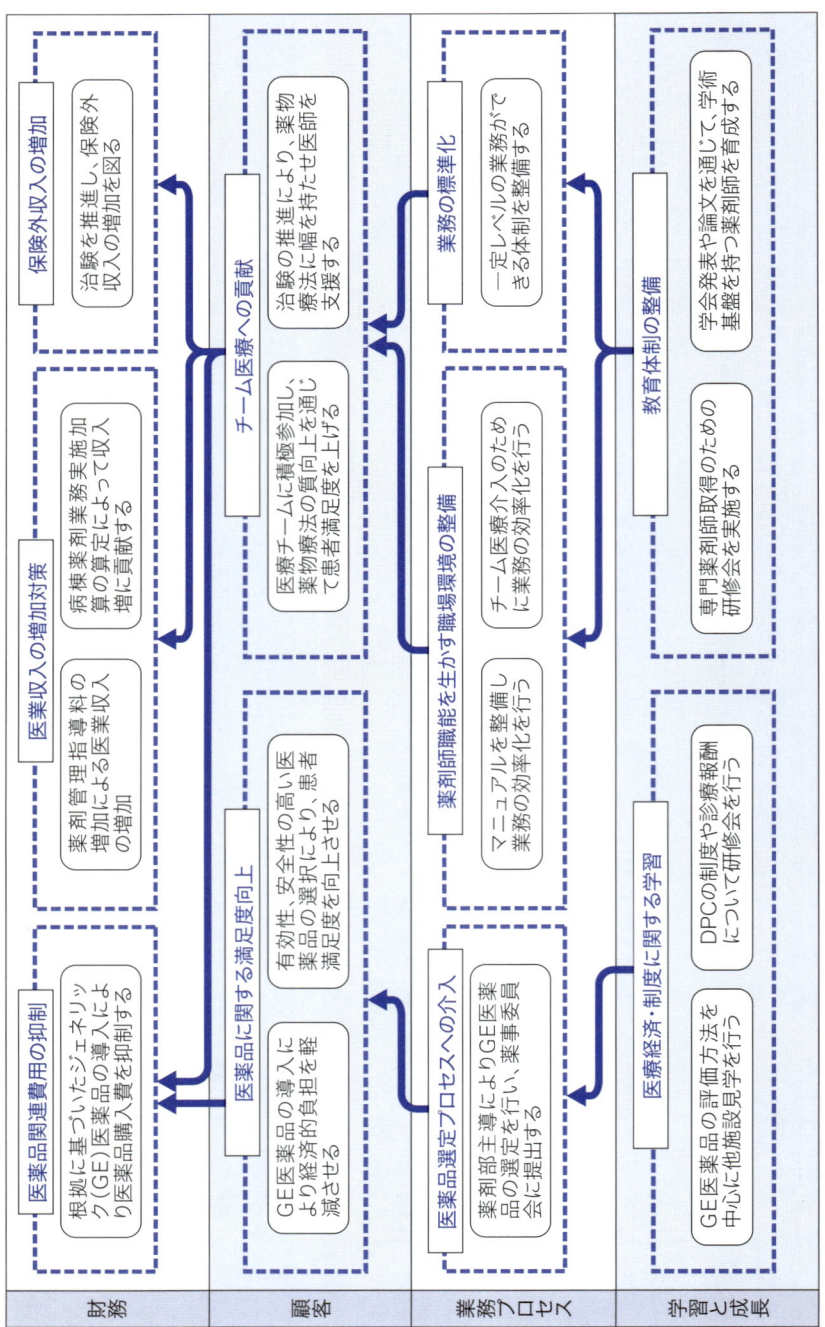

図4 薬剤部門版戦略マップの例

尺度がどこまでいけば達成されたといえるのかというストレッチ目標を設定し、「アクションプラン」には戦略目標とそれを評価尺度の目標値を達成するために実際に何を行うかを記入する。筆者の経験上の見解ではあるが、スコアカードに主担当者及び期日の欄を追加しておくと、さらにマネジメントの精度が格段に向上することがある。すなわち、PDCAサイクルを例に考えれば、BSCはPlanの段階のものであるが、担当者と期日の2項目をスコアカードに加味させることにより、誰がDoして、いつCheckする必要があるかを明示することになり、それが具体的なActionにつながりやすい。すなわち、マネジメントの質を向上させるための工夫であり、施設の状況に応じてスコアカードを改良することも一考に値するものと思われる。

これら一連の作業の際には、それぞれの戦略目標に対して横軸に展開していくと考えを整理しやすくなる。例えば、「医薬品購入費の抑制」という戦略目標に対して、表6のように展開すると分かりやすくなる。特に、目標値を定め

表5　スコアカードの作成

	戦略目標	重要成功要因	成果尺度	目標値	アクションプラン
財務					
顧客					
業務プロセス					
学習と成長					

表6　スコアカード作成の例

	戦略目標	重要成功要因	成果尺度	目標値	アクションプラン
財務	医薬品購入費の抑制	ジェネリック(GE)医薬品の導入……	GE医薬品導入率 切替品目数	GE医薬品導入率(%) 切替品目数(品目) 削減金額(円) 医薬品購入金額(円)	薬事委員会申請資料作成(6月に○○)
顧客					
業務プロセス					
学習と成長					

る際には昨年の値や直近のデータが必要となり、それが分からなければ目標を立てることができないので、年報や月報の値は事前に把握しておかなければならない。また、目標値は定期的にモニタリングしている項目などを使用することにより、集計のための新たな業務の増加などが回避できる。そのためには、目標値を適切に評価できるよう、施設の状況に合わせた目標値を設定することが重要になる。**表6**には、ジェネリック医薬品（以下、GE医薬品）導入率、切替品目数、削減金額、医薬品購入金額などを例示しておいたが、実は医薬品購入金額など他の医薬品の購入量によって影響を受けるような指標は避けた方がよい。薬剤部門のアクションの結果として分かりやすく、かつ評価しやすいような指標を設定するのも戦略の成果を見えやすくするために必要な工夫である。また、医薬品購入費の抑制という目標であるならば、重要成功要因には在庫管理の徹底や返却薬の縮減といった要因もあるが、薬剤部門の行動計画として実現可能性が高いものから優先順位をつけて設定すると業務量の急激な増加は避けることができる。

BSCを活用したファーマシーマネジメントの実践—保険薬局の場合

　保険薬局でファーマシーマネジメントを実践するにあたって重要なのは、まずは病院と比較して事業規模が小さいという点を頭に入れることである。すなわち、参加者も少なくて済む一方で、チェーンの場合は会社全体で考えるか、店舗単位で考えるかによって結果が変わってくるという点である。保険薬局におけるBSCの活用に関しては、多くの施設において試みが進んでいるが、その成果に関してはもう少し議論が必要になると考えている。これまでの学会発表や報告の中には我流や見よう見まねでBSCを作成している施設もあり、まずは正しい導入方法を検討すべきであると考える。中村ら[4]は、保険薬局におけるBSC活用の実例を報告しており、3つの戦略テーマ（安全性の確保、服薬指導の充実、待ち時間の短縮）に基づいた戦略マップ及びスコアカードを明示した。本書ではPart 3に保険薬局におけるマネジメントの優良事例を紹介するにとどめたい。このような好事例はまだ少ないものの、保険薬局におけるファーマシーマネジメントの必要性、重要性に関して認識が次第に高まりつつある。筆者は現在、札幌及び横浜の保険薬局グループにおいて複数回のセミナーやBSCワークショップを実践し、薬局版ファーマシーマネジメントの普及に努めているが、本件に関してはまだ道半ばであるので、時期を見て報告の機会を新たに設けたい。

ここではファーマシーマネジメントのツールとしてBSCについて述べてきた。後に続くPart 2では病院薬剤部門の事例、Part 3では保険薬局の事例を紹介するので、まずはマネジメントに関心を持っていただきたい。また、我流のマネジメントを実践していると考えている薬剤部門長、マネジャーにおかれては、この機会に「正しいマネジメント」を「系統的」に学ぶことをお勧めする。特に、マネジメントの道具の1つであるBSCは、これまでに述べてきたように医療業界に非常になじみやすいツールである。しかしながら、現状分析から戦略作りまで複数の工程の中には難解なテクニカルタームもあり、正しい作法で思考し作成しなければ正しい戦略は導き出されない。また、実践の際は、ファシリテータの活用を提案したい。筆者らは、神奈川県病院薬剤師会においてファーマシーマネジメント委員会の活動を通じて20人程度のファシリテータを育成してきた。このファシリテータの協力の下、2013年度末の段階で群馬、神戸、京都、釧路などでBSC作成のワークショップを成功させており、参加した施設の中には作成したBSCを活用してファーマシーマネジメントの実践に成果を上げている施設も見られるようになってきた。本書がファーマシーマネジメントの正しい知識の普及から実践に至るまで、医療現場を支える薬剤師にとって少しでもお役にたてればこれ以上の喜びはない。

● 文献

1) Kaplan RS, Norton DP：The balanced scorecard—measures that drive performance. Harvard Business Review, 70：71-79, 1992.
2) 高橋淑郎：バランスト・スコアカードの医療機関への応用と薬局経営への可能性. 薬局, 57：2400-2409, 2006.
3) Kaplan RS, Norton DP：The balanced scorecard is more than just a new measurement system. Harvard Business Review, 74：S3-S5, 1996.
4) 中村孝之, 前田正輝：保険薬局における経営管理の実践—薬局版BSCの試み. 薬局, 57：2466-2470, 2006.

（赤瀬　朋秀）

PART 2
病院薬剤部門における ファーマシーマネジメント

PART 2　事例 1

医療法人五星会　菊名記念病院

中規模病院におけるBSCを用いた薬剤部マネジメント

●病院概要

所在地	神奈川県横浜市
診療科目	26科（内科、呼吸器内科、消化器内科、循環器内科、アレルギー科、外科、整形外科、脳神経外科、心臓血管外科、皮膚科、泌尿器科、放射線科、麻酔科、精神科、婦人科、乳腺外科、救急科、臨床検査科、腎臓内科、内視鏡内科、肝臓内科、神経内科、糖尿病内科、美容皮膚科、リハビリテーション科、総合診療科）
病棟数	5病棟
病床数	218床（一般218床） ICU 10床
DPC	導入（平均在院日数12.2日）
入院患者	平均203人/日、入院処方せん：平均98枚/日、注射処方せん：平均166枚/日
外来患者	平均415人/日、外来処方せん：院内平均34枚/日、院外平均301枚/日（院外処方せん発行率89.9％）

●薬剤部門概要

人数	薬剤師19人、薬剤師以外1人
病棟薬剤業務	診療報酬請求件数：平均900件/月 算定病棟数・病床数：5病棟・208床（1病棟・1週当たり30時間） 算定対象外病棟数・病床数：なし
薬剤管理指導	診療報酬請求件数：平均600件/月（担当薬剤師数：常勤換算5人） 実施病棟：全5病棟
夜間休日対応	夜間：当直体制、休日：日直体制

●● BSC導入までの流れ

　2012年（平成24年）7月に薬剤部長、課長の上位2人の転出があった。それまでは課長がDI室と調剤室の管理者を兼ねており、係長が薬品管理室の管理者に就いていた。後任の薬剤部長（筆者）がグループ内から異動、係長が次席としてDI室に入り、調剤室、薬品管理室のリーダーを新たに昇格させた。マネジャーのみならず、全セクションのリーダーが入れ替わったことから部の向かうべき方向性を強固にする必要性がありBSC（バランストスコアカード）を導入した。2013年（平成25年）1月より作成を開始し、同年4月より実施した。

●● BSCによるファーマシーマネジメントの実際

　SWOT分析、クロス分析（**表1**）から浮かび上がってきた軸となる戦略目標は、2012年度（平成24年度）に2年ぶりに新卒を教育した実績のある教育システムを持つ「強み」（S14）と4月から6人の新入職者を迎えることが病院から認められた「機会」（O13）を掛け合わせた【S14×O13】「新人教育のシステム及び経験を活用し4月入職の新人を早期に教育する」でありこれがすべての起点となる。新人の教育は当たり前のことではあるが、ポイントは戦略課題上「早期の教育」となっていることであり、従来の6か月で中央業務を一巡する教育計画を3か月に短縮した。当時13人の薬剤師が10月まで6人に教える負担を感じたまま半年を経過するか、7月から6人のマンパワーが加わるかは相当に大きな差である。

　その後の流れは2本に分かれる（**図1**）。1本目の流れ（**図1黒矢印**）は一般病棟の薬剤師業務に関することである。前述の新人育成と並行し【W7×O5】などで業務の整理を行い、【W8×O13】、【W4×O13】で既存の職員が病棟業務に関わる時間を増やし患者ケアを充実させ、薬剤師の病棟薬剤業務実施時間が増え【S3×T3】が達成される。最終的に【W7×O13、14】から出た財務視点の戦略目標「チーム医療・医薬品適正使用による病院収益増」を達成できる。

　2本目の流れ（**図1青矢印**）は専門性を持った薬剤師の業務展開である。人員充足を機に既存職員の専門的教育を行い顧客、財務に貢献する流れである。

●● BSCを活用したファーマシーマネジメントの効果

　11月時点で20の戦略目標（**表2**）のうち10が達成済、6が予定どおり実施中、4が未実施となっている。前述の「1本目の流れ」は計画どおりの進捗で

あった。薬剤管理指導に関しては2012年度（平成24年度）の実績が325件/月であったことから7月で400件、10月で510件の目標を立てたが、実績は7月567件、10月671件と大幅に超えることができた。また、病棟薬剤業務実施時間も2012年度（平成24年度）は20時間/週を保つのが精いっぱいであったが、7月以降30時間/週を超えている。2013年度（平成25年度）末までこの実績を維持できれば基本業務の1つである病棟業務の構築がひと段落つく。戦略目標が具体的なアクションプランや目標値に落とされることでオペレーターが行動しやすくなり、達成率も見えやすい。また時系列的に今の行動がどのような結果をもたらすかが分かりやすいことが戦略目標の達成を容易に

表1　クロス分析（菊名記念病院薬剤部、2013年3月）

S（強み）	S1：入院化学療法のミキシングを行っている S2：安全キャビネット、クリーンベンチ、無菌室を保有している S3：病棟薬剤業務実施加算を算定している S4：定期的にスタッフ主導による勉強会を行っている S5：スポーツファーマシストの資格所有者がいる（2人） S6：認定実務実習指導薬剤師の資格を持っている（2人） S7：薬剤部主体でジェネリック（GE）医薬品の採用を決定することができる S8：NST、ICTのカンファレンスに参加している S9：TDMを行っている S10：薬学部の学生を受け入れている S11：外来カウンターがあり、院外処方せんをチェックしている S12：調剤環境が整っている（システム的に） S13：がん化学療法のレジメン管理を薬剤部が行っている S14：薬剤部内で新人教育システムが確立している
W（弱み）	W1：外来化学療法の混合調製を行っていない W2：認定・専門薬剤師がいない W3：離職率が高い（人事採用枠が高いにも関わらず） W4：入院患者の入院時チェックがやりきれていない W5：薬剤師としての経験年数が少ない W6：持参薬鑑別を100％しているにも関わらず中止継続等が病棟でないと分からない W7：病棟業務に割ける時間が少ない W8：調剤室・管理室・DI室の動線が悪く、互いの業務進行が見えにくい

O（機会）	T（脅威）
O1：地域医療支援病院である O2：ISO9001を取得している O3：糖尿病教室が開催されている O4：各分野（NST、ICTなど）が開催されている O5：経営側からの業務などに対する理解が高い O6：駅からのアクセスがよい（徒歩5分） O7：診療科の統制が取れている O8：病院機能評価Ver.6を取得している O9：DPCを導入している O10：感染防止対策加算1を取得している O11：電子診療録を利用して情報共有ができている O12：グループ病院である O13：4月からの人員の確保が病院に認められている（6人） O14：病院側から薬剤師の病棟業務の充実を求められている	T1：近隣病院の規模の拡大 T2：糖尿病専門医がいない T3：看護師不足 T4：門前薬局との連携が不十分 T5：NSTに精通している医師がいない T6：常勤麻酔科医不在 T7：開業医との連携が不十分（高額医療機器の外部使用が低い） T8：地域の保険薬局との連携が不十分 T9：クリティカルパスが不十分
強みで取り組める機会の創出 【S1×O5】外来化学療法の業務拡大 【S10×O7】学生実習において、医師などから臨床的講義を展開していく 【S8×O3、4、10】専門分野に関して院内研修会にて他職種の知識向上 【S7×O7、9】GE医薬品採用切替えを行って病院経営に貢献する 【S13、4×O4】抗がん剤化学療法の院内勉強会などの教育体制を整える 【S9×O7、9】TDM対象薬剤の拡充 【S5×O7】整形ドクターと連携しスポーツファーマシストとしての関わりを展開する 【S14×O13】新人教育のシステム及び経験を活用し4月入職の新人を早期に教育する	**強みで脅威を回避** 【S11、7×T4、8】GE医薬品の情報を通じて保険薬局との連携を図る 【S4×T9】パス委員会担当者が部内勉強会を行い薬剤部スタッフにパスを把握させる 【S4×T6】手術室における管理薬の勉強会を実施し手術室における重点管理薬の管理を行う 【S3、8×T5】病棟担当やカンファレンス参加者の介入により栄養管理に寄与する 【S3×T3】看護師不足による看護師の疲弊を薬剤師がフォローする
弱点を克服して強みに転換し機会を逃さない 【W2×O3、4】NST専門療法士（薬剤師）取得 【W6、O11】持参薬を含めた薬歴管理システム構築 【W7×O5】勤務体制を確立して病棟業務の時間を適正に確保する 【W4×O11】電子診療録を利用した入院チェックシステムの構築 【W3×O5】人員の充足の実現 【W3、5×O8】職員教育体制の見直し 【W1×O12】がん専門薬剤師、がん薬物療法認定薬剤師の取得を目指す 【W2×O3、4】感染制御専門薬剤師、感染制御認定薬剤師の取得を目指す 【W4×O13】人員の充足を機に各部署の病棟担当者が入院時チェックを完全実施する 【W8×O13】4月からの新人を早期に教育し調剤室の業務に余裕を持たせる 【W8×O13】4月からの新人を早期に教育し薬品管理室の業務に余裕を持たせる 【W7×O13、14】薬剤管理指導件数等の算定を増加させ病院収入増	**弱みと脅威で最悪の事態を招かない対策** 【W2×T5】グループ内の研修を利用してNST専門療法士の育成を目指す 【W2×T6】手術室内での医薬品の適正使用推進 【W2×T2】糖尿病療養指導士を育成する 【W2、5×T9】クリティカルパスに関わることのできる人材育成

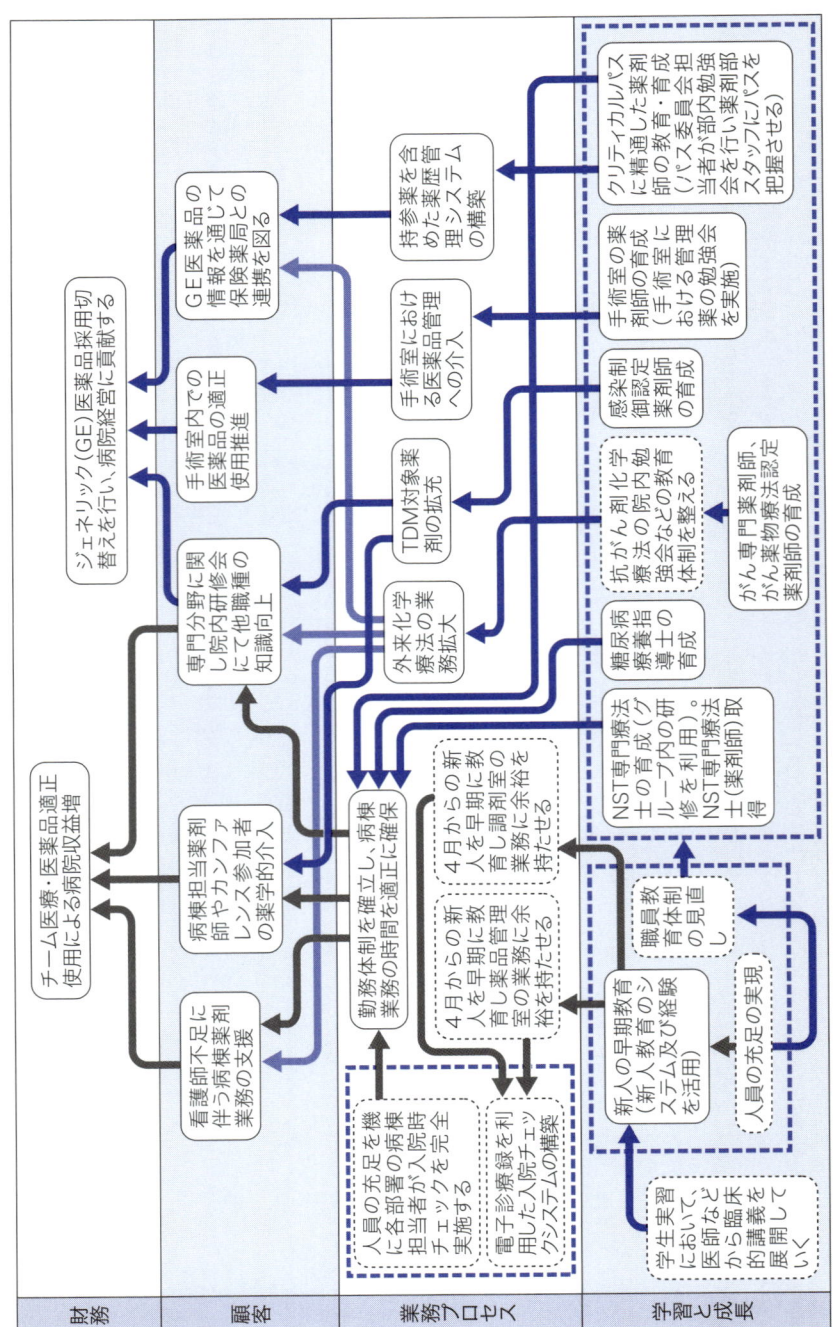

図1 戦略マップ（菊名記念病院薬剤部、2013年度）

表2 スコアカード（菊名記念病院薬剤部、2013年度）

	戦略目標	重要成功要因	成果尺度	目標値	アクションプラン
財務	チーム医療、医薬品適正使用による病院収益増	薬剤管理指導件数増	薬剤管理指導件数	①7月400件/月 ②10月510件/月	①各病棟7月100件/月 ②10月125件/月
	GE医薬品採用切替えを行い、病院経営に貢献する	ジェネリック（GE）医薬品の切替え推奨	採用品目ベースでの割合	24→30%（2013年度）	GE医薬品切替え可能薬剤のリストアップ（7月まで）
顧客	看護師不足に伴う病棟薬剤業務の支援	病棟薬剤業務実施時間の増加	病棟薬剤業務実施時間	全病棟25時間超	7月から
	病棟担当薬剤師のカンファレンス参加者の薬学的介入	病棟担当薬剤師やカンファレンス参加者の介入	カンファレンス開催状況・演者数	全病棟調査完了	カンファレンスの開催状況の把握（6月末まで）
	専門分野に関し院内研修会にて他職種の知識向上	専門分野に関し院内研修会にて他職種の知識向上	勉強会としての勉強会回数	10回/年	ニーズに挙がっている専門分野に関する勉強会を開催する
	手術室内での医薬品の適正使用推進	手術室薬剤師業務の確立	手術室薬剤業務マニュアルの作成	2013年度中	手術室との打合せ（2013年度中）
	GE医薬品の情報を通じて保険薬局との連携を図る	薬事審議会の結果の定期的な通知方法の確立	採用・採用削除・切替えのお知らせ作成	4月から	文書作成し、運用
業務プロセス	勤務体制を確立し、病棟業務時間を適正に確保	病棟業務内容の確立（明確化）	病棟業務マニュアルの改訂	5月末日まで	病棟業務内容の明文化（入院時チェックなど）
	外来化学療法の業務拡大	外来化学療法の混合調製開始	混合調製率100%	2013年度中	外来化学療法マニュアル作成
	TDM対象薬剤の拡充	TDM対象薬剤の拡充	対象薬剤数	1→3剤（上半期）	TDM業務担当者増員（2→4人）
	手術室における医薬品管理への介入	手術室薬剤師業務の確立	手術室薬剤師業務育子の作成	12月末	手術室業務継続内容を情報収集する
	持参薬を含めた薬歴管理システムの構築	持参薬運用の見直し	運用の改良	持参薬継続中止を確実に確認できる	持参薬継続状況を把握できる運用の作成（6月まで）
学習と成長	新人の早期教育	教育システムの運用開始	チェックリストのクリア（対象：6人）	6月末日まで（6人）	担当者によるチェックリスト作成（3月末日まで）
	専門薬剤師（NST・化学療法・感染制御・糖尿病）の育成	グループ病院の研修等を用いた専門薬剤師の育成	人数	各領域1人（2013年度中）	①NST研修施設での40時間の研修。②化学療法研修会等の参加による40単位の点数取得。③感染制御認定試験受験。④糖尿病療養指導症例10例収集
	手術室の薬剤師の育成	手術室使用薬剤の把握	人数	1人（2013年度内）上半期（9月まで）	部内勉強会 3回/年
	クリティカルパスに精通した薬剤師の教育・育成	当院運用のクリティカルパスに関するレポート作成	クリティカルパスに関するレポート作成		パス担当者が部スタッフに対して理解可能なレポートを作成

している。未達成の戦略目標がいくつかあるが、戦略マップのつながりが理解しにくかったこととマネジャーの進捗確認不足でありBSCがうまく機能した部分と、機能させられなかった部分がはっきり分かる。

　BSC作成の過程で作成者同士が徹底的に話し合うことで、相互理解ができ、向かう方向が整えられ一枚岩となったことも副次的であるが大きな効果である。

これからのファーマシーマネジメント戦略

　初年度半ばであるがBSCがうまく機能している部分が多く全体として成功している。薬剤部マネジャーの入れ替わりで当院経営層も不安があったであろうが、現在のところ信頼は得ている。次年度は次席以下でBSCの作成を考えており、各室の中堅も交えて行う予定である。これからが本当のBSC運用ということになる。

　病棟単位、専門分野等のチーム医療、医療安全分野、また経営管理分野においても薬剤師の活躍はますます期待されている。国民の信託、医療従事者の期待に着実に応えていくことが我々の義務である。ニーズに応じて、または新しい医療形態の提案として次々新しい分野に業務を広げるに当たり、場当たり的に業務展開していくことは難しく、継続性に欠ける。正しく薬剤部門が運用され、薬剤師が本来の社会的貢献を継続することができ、国民によりよい医療環境を提供できるようマネジメントツールを活用していこうと思う。

（金田　昌之）

PART 2　事例 2

社会福祉法人恩賜財団済生会支部　群馬県済生会前橋病院

「薬剤師が関わればこんなにすばらしい」ことが「見える」ように

● 病院概要

所在地	群馬県前橋市
診療科目	18科（内科、外科、整形外科、小児科、心臓血管外科、放射線科、リハビリテーション科、眼科、泌尿器科、麻酔科、循環器内科、消化器内科、血液内科、腎臓内科（人工透析）、病理診断科、緩和ケア内科、内分泌内科、呼吸器内科）
病棟数	8病棟
病床数	327床（一般327床） ハイケアユニット16床、完全無菌室3床、準無菌室20床、緩和ケア16床、人間ドック10床
DPC	導入（平均在院日数11日）
入院患者	平均240人／日、入院処方せん：平均108枚／日、注射処方せん：平均347枚／日
外来患者	平均490人／日、外来処方せん：院内平均21枚／日、院外平均227枚／日（院外処方せん発行率91.5％）

● 薬剤部門概要

人数	薬剤師15人、薬剤師以外4人
病棟薬剤業務	診療報酬請求件数：未算定　※注射薬払出システム、電子診療録の導入、薬剤師以外増員、2014年（平成26年）4月薬剤師2人増員等を踏まえ、2014年（平成26年）初頭より算定開始予定 算定病棟数・病床数：7病棟・301床（1病棟・1週当たり20時間） 算定対象外病棟数・病床数：1病棟・16床（1病棟・1週当たり1時間）
薬剤管理指導	診療報酬請求件数：平均665件／月（担当薬剤師数：常勤換算2.8人） 実施病棟：全8病棟
夜間休日対応	夜間：待機体制、休日：待機体制、二次救急輪番日：日直・当直体制

BSC導入までの流れ

　全面院外処方せん発行を境に、外来処方に追われ慌ただしく調剤して1日が終わっていた量の業務から、患者個々に薬剤師の眼が行き届くような質の業務に劇的に変化し、専門家としての職能発揮に積極的に貢献できるようになった。しかし薬剤管理指導件数は急増したものの、未指導の患者からは、なぜ私のところには来て（守って）くれないのか？と、また医師からも処方設計支援に関わってもらえないと患者安全・薬剤適正使用が不安であると、さらなる薬剤師のチーム医療への関与が求められた。限られた人員での業務量はピークを迎え、高いモチベーションを維持し、さらに成長し業務成果を伸ばしていくためには、何かしらの組織的な工夫が必要なのではないか。また、薬剤師の頑張りを、医師や看護師、患者は認め必要としているのに、病院管理部門には伝わらないのは、薬剤師の関わりが、どう健全経営につながるのかが見えていないのではないか。薬剤師業務の拡大、個人の業務負担軽減と才能の有効活用による業務成果の向上、医療の質と病院経営等、さまざまな相反する要因が混沌とし、今何をやるべきか迷っていた時にBSC（バランストスコアカード）を知

表1　クロス分析（群馬県済生会前橋病院薬剤部、2012年3月）

S（強み）	S1：コミュニケーション良好 S2：専門薬剤師（感染） S3：がん専門薬剤師 S4：NST専門薬剤師 S5：糖尿病療養指導師 S6：薬剤部門としてのブランド力 S7：向上心がある S8：指導薬剤師が多く、教育体制がしっかりしている S9：ジェネラリストとしての基盤が整っている S10：ネット環境がある S11：服薬指導支援システムが導入されている S12：情報源が整備されている S13：持参薬システムの導入。全件実施によるプロセスができている S14：抗がん剤の安全管理に貢献 S15：ジェネリック（GE）医薬品の選定をある程度任されている S16：薬の情報を薬剤部が一元管理できる S17：院外処方せんの発行率が高い
W（弱み）	W1：残業が多い W2：薬剤管理指導料が取りきれていない W3：ICUでの服薬指導が行われていない W4：フィジカルアセスメントが進んでいない W5：手術室での薬品管理が十分でない W6：病棟常駐が行われていない W7：IVHの混合調製ができていない W8：薬剤師の仕事量のアピールが弱い W9：GE医薬品の切替えが近隣の病院に比べて少ない

る機会を得た。また、BSC導入の提案に対しサブマネジャーらから「一緒にやりましょう」と背中を押してもらえたことも、スムーズに導入できた要因である。

O（機会）	T（脅威）
O1：病院管理者が薬剤部に期待している O2：DPCの実績がある O3：医師の薬物療法に対する危機管理に関する意識が高い O4：抗がん剤の混合調製は安全性・経済性の面から求められている O5：GE医薬品選定の仕組みに薬剤師が期待されている O6：医薬品に関する情報提供を薬剤部に依存する風土がある O7：チーム医療に参加する機会がある O8：コンサルティングからの期待が高まっている O9：専門性の高い診療科がある（血液内科） O10：経営状況が改善してきている O11：治験に対するニーズが増えてきている O12：院外処方せんの受入体制が整っている	T1：機能の類似した病院が近隣にある T2：地域連携が弱い T3：病院管理部門の薬剤部に対する理解が不十分 T4：薬価差益が縮小している T5：無低医療により在庫金額が増加している T6：病院の経営状況が不安定 T7：外来化学療法の安全管理に不安がある
強みで取り組める機会の創出 【S1×O7】病棟カンファレンスに参加する 【S2×O3】バンコマイシン適正使用（投与設計）に積極的に介入する 【S3×O4】がん治療の評価に貢献する 【S4×O7】NST業務の質的貢献 【S5×O3】糖尿病患者におけるリスク管理をコーディネートする 【S7×O9】感染制御認定薬剤師取得を推進する 【S15×O10】GE医薬品の導入を推進して経営改善に貢献する	**強みで脅威を回避** 【S15×T3】GE医薬品を推進してコスト削減を実現する 【S13×T3】持参薬への介入を数値化して病院にアピールする 【S11×T6】薬剤管理指導料のさらなる算定を目指す 【S3×T2】がん患者の地域連携パスに積極的に関与する 【S14×T7】抗がん剤の安全管理に貢献する
弱点を克服して強みに転換し機会を逃さない 【W8×O8】薬剤業務の見える化を実践する 【W3×O3】ICUのカンファレンスに参加 【W1、6×O1】薬剤部内の業務分析を実施する 【W6×O8、3】病棟常駐による成果を数値化する 【W7×O3】IVH混合調製業務を今後行うことによって安全管理に貢献する	**弱みと脅威で最悪の事態を招かない対策** 【W8×T3】薬剤業務の数値化を促進する 【W9×T4】GE医薬品を導入して医薬品関連の支出を縮減する 【W2×T6】薬剤管理指導料のさらなる算定を増やし、病院経営に貢献する

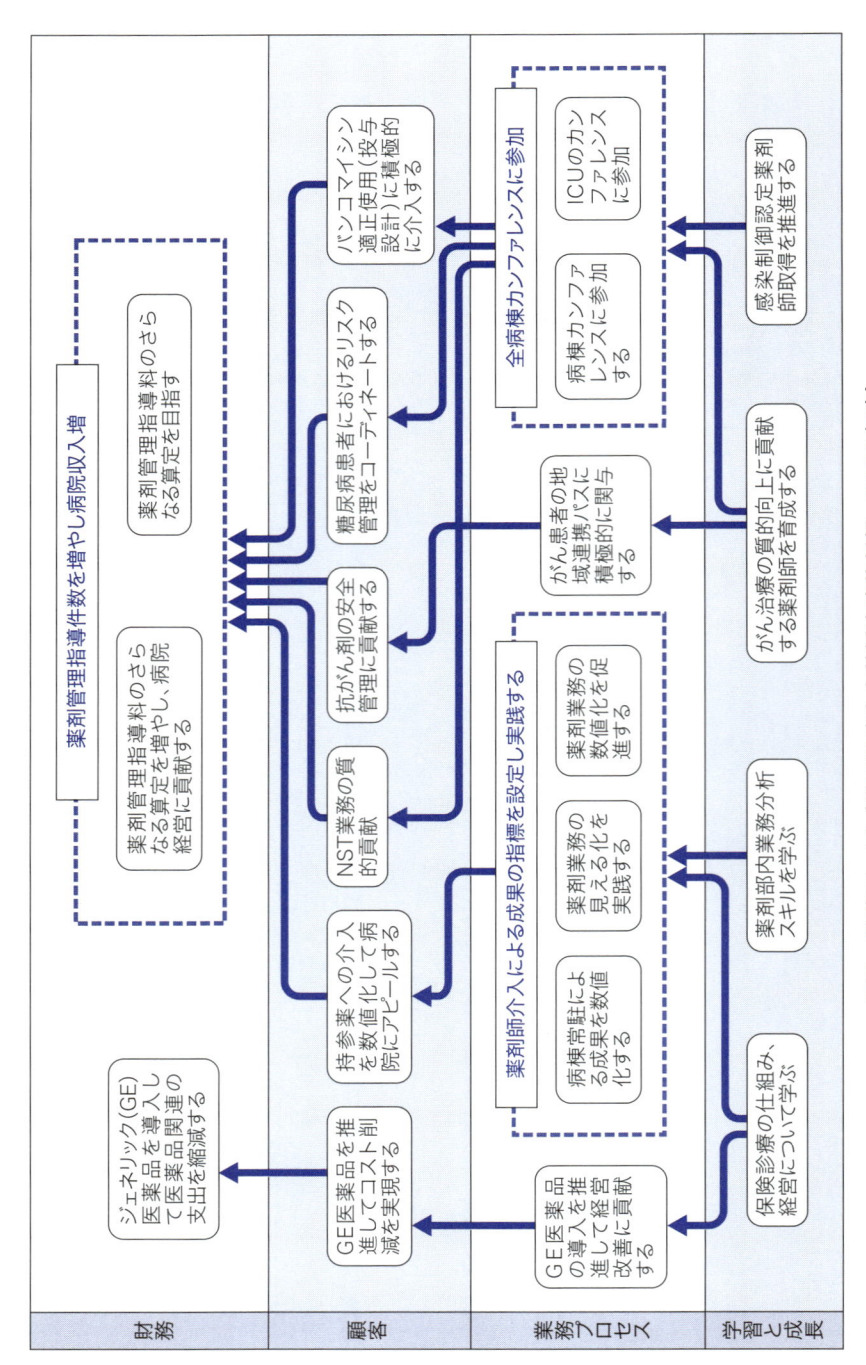

図1 戦略マップ（群馬県済生会前橋病院薬剤部、2012年度）

表2 スコアカード（群馬県済生会前橋病院薬剤部、2012年度）

	戦略目標	重要成功要因	成果尺度	目標値	アクションプラン
財務	ジェネリック（GE）医薬品の導入に伴う医薬品関連支出の削減	GE医薬品の導入	①品目数 ②購入金額（薬価ベース）	①8.12→17.5%（年間120品目） ②1%に抑える	9月末
	薬剤管理指導件数増による病院収入増	薬剤管理指導の件数	①算定件数 ②算定点数	①610→650件/月 ②214→227万円/月（6%増）	6、9、12月末
顧客	GE医薬品推進によるコスト削減	①医薬品費/材料費の低減 ②GE医薬品の導入シミュレーション	①医薬品費/材料費比率 ②実削減金額	①1%低減。②5万円/年×120品目＝600万円/年減により9700→10300万円/年減	①9月末 ②6、9、12月末
	NST業務の質的貢献	NSTへの薬剤師の介入	栄養管理加算算定件数	100→110件/月（10%増）	9月末
	持参薬への介入の数値化	持参薬集計の仕組み作り	持参薬の総薬価合計	8025円×370件/月＝2969250円→8025円×400件/月＝3210000円	6、9、12月末
	抗がん剤の安全管理に貢献	保険薬局との連携	合同研修会の件数	0→1件/年	3月末（年度末）
	糖尿病患者のリスク管理	糖尿病診療支援チームへの教育	介入件数	0→1件/2か月、6件/年	9月末
	バンコマイシン適正使用の積極的介入	バンコマイシン症例の処方監査の充実	処方監査の件数	1→6件/月	6、9、12月末
業務プロセス	GE医薬品導入の推進	薬事委員会への提案	提案品目数	年間120品目	9月末
	薬剤師の介入による成果の指標を設定し実践する	部内合意形成	設定項目数	6→50項目	前年度中
	がん患者の地域連携に積極的に関与	地域連携室、外科医師とのカンファレンス参加	介入回数	0→1回	3月末（年度末）
	全病棟カンファレンスへの参加	カンファレンス参加を仕組み作り	参加数	3→8科	6、9、12月末
	保険診療内薬務分析の仕組み、経営について学ぶ	薬局内合意形成を薬剤部全体に周知	業務分析項目	6→50項目	3月末（年度末）
学習と成長	がん治療の質的向上に貢献する薬剤師を育成する	「がん治療」「保険診療」の関連学会研修会への参加発表	①当該テーマの学会回数 ②学会研修会参加発表文数（投稿数）	①0→4回/年。②がん関連学会参加数2→2。論文数1→2。	前年度中
	薬剤部内認定薬剤師取得を推進する	薬局内カンファのデータに「感染症」を入れる ②関連学会研修会への参加発表	①当該テーマの学会勉強会回数 ②学会研修会参加発表文数（投稿数）	①0→1回/年。②感染症関連学会参加数2→3、発表数1→2、論文数0→1本/年	3月末（年度末） 3月末（年度末）

BSCによるファーマシーマネジメントの実際

　SWOT分析では、不満や日常業務の問題点の出しやすさから「弱み」が多くなるといわれているが、残業が多い、薬剤師の仕事量のアピールが弱いといった不満よりも、薬剤管理指導料が取りきれていない、病棟常駐が行われていない、ジェネリック医薬品（以下、GE医薬品）の切替率が低いなど、自らが実践することで克服できる事柄が多かった（**表1**）。逆に、自分たちの持つ力を強みと考え、コミュニケーション良好、認定薬剤師が多い、薬剤部門としてのブランド力、向上心があり教育体制がしっかりしている、持参薬鑑別プロセスがある、GE医薬品選定を任されている、院外処方せん発行率が高いなど、機会創出に優位な事柄が多く抽出された。

　戦略マップ（**図1**）作成では、それぞれの経営課題を矢印でつなぐことで、導入前に混沌としていた相反する要因が因果関係として明確になる。

　スコアカード（**表2**）を設定し、全部員への見える化を行い運用となる。業務プロセスの視点として、薬剤師の介入による成果の指標を網羅した月報報告を開始したが、こちらへの数値報告・書込みが裏スコアカードとしても機能し、目標が風化することなく、定期的なフォローアップとなった。また、月次フォローの資料とすることで、毎月の部内カンファレンスが、どうなっているか？どうするか？と部員全員が気さくに、そして真剣にレビューする実のあるものとなった。

BSCを活用したファーマシーマネジメントの効果

　取組途中で、今の薬薬連携では院外処方の抗がん剤投与患者の安全管理が危ない！と気づき、即刻、地域薬剤師会との薬薬連携カンファレンスを開催、外来化学療法のプロトコールを開示し患者安全管理を実践した。また、薬剤師業務の見える化にも早急な対応が必要と考え、病院管理部門に対し業務分析31項目の月報も開始した。戦略目標のいち早い開始により病院経営にも多大な影響を及ぼす薬剤部門の働きが理解され、薬局から薬剤部への昇格となった。開始初年度の実践結果として、GE医薬品採用率16.7％と持参薬鑑別件数5031件/年による医薬品費の多大な削減、薬剤管理指導663件/月等、予想以上のアウトカムを得た。2012年度（平成24年度）からの病棟薬剤業務実施加算算定はできなかったが、薬剤師は2012年度（平成24年度）1人、2013年（平成25年）4月2人、薬剤師以外の薬剤部門職員1人の増員と注射薬自動払出システムの導入となり、マンパワーの確保・業務合理化から薬剤師業務の拡

大と向上につながった。数値目標到達のみならず、トップ1人とサブ2人、若手1人からなる立場の違うコアメンバーで取り組んだことにより、それぞれの立場での「気づき」を知り、共有し、BSCに組み込むことで、やらされ感がなくなりモチベーション向上につながった。

これからのファーマシーマネジメント戦略

　20年前、薬剤管理指導が始まり、毎日わくわくして患者の元へ向かった。薬剤師にとって、やりがいのある仕事として、また、薬剤師が関わればこんなにすばらしいんだということを具現化する方法として全病棟に全薬剤師を常駐させたいと願っていた。夢だった全病棟配置が現実となり、医療の質の確保から医療の質の向上への貢献が求められている今、病棟薬剤業務の完遂は従来の体制をも見直すことを示唆している。病棟配置によるマンパワーの分散、人員捻出のためのより一層の連携とチームワーク強化、業務の合理化、薬剤師以外の薬剤部門職員導入システムの構築、さらに薬剤師自身の資質・臨床能力を備える必要性。これからも一緒に夢を実現するための方策を考え実践していけば、結果として働いて楽しい職場を作れる。そのためにも、前向きにコミュニケーションできる共通言語として、BSCは極めて重要であり、目標が共有できればおのずとミッションに向かえるものと考える。

（礒野 淳一）

PART 2 事例 3

社会医療法人財団互恵会 大船中央病院

BSCを活用した中期計画の立案方法と実践

● 病院概要

所在地	神奈川県鎌倉市
診療科目	24科（内科、神経内科、呼吸器科、消化器科、循環器科、外科、整形外科、形成外科、脳神経外科、呼吸器外科、皮膚科、泌尿器科、肛門科、婦人科、眼科、耳鼻咽喉科、放射線科、麻酔科、歯科、腎臓内科、乳腺外科、胸部外科、リハビリテーション科、人工透析）
病棟数	7病棟
病床数	292床（一般280床） 亜急性期病床12床
DPC	導入（平均在院日数11.1日）
入院患者	平均240人/日、入院処方せん：平均105.4枚/日、注射処方せん：平均129枚/日
外来患者	平均600人/日、外来処方せん：院内平均10枚/日、院外平均390枚/日（院外処方せん発行率97.5%）

● 薬剤部門概要

人数	薬剤師26人、薬剤師以外4人
病棟薬剤業務	診療報酬請求件数：平均1100件/月 算定病棟数・病床数：7病棟・280床（1病棟・1週当たり34.5時間） 算定対象外病棟数・病床数：なし
薬剤管理指導	診療報酬請求件数：平均1000件/月（担当薬剤師数：常勤換算10人） 実施病棟：全7病棟
夜間休日対応	夜間：当直体制、休日：日直体制

BSC導入までの流れ

　旧来の薬剤部管理は、労務管理並びに人事管理にとどまり、業務管理は薬剤師個々の目標が個々で管理されていた。組織としての目標は抽象的な理念のみで、医療評価としては処方せん調剤件数や薬剤管理指導件数を病院管理者に報告、経済評価としては医療用医薬品の納入価交渉と在庫管理を経営者側に報告と、二分されていた。

　組織としての業務改善は医科診療報酬改定の時期のみに点数獲得のための改善にとどまり、業務確認といえば、医療法第25条に基づくいわゆる医療監査並びに健康保険法第78条に基づくいわゆる地方厚生局による適時調査、日本医療機能評価機構による審査において指摘指導助言を受けた項目について受身的に改善がなされる消極的対応が散見されていた。

　2007年（平成19年）施行の第5次医療法改正により、医薬品安全管理責任者の配置や業務手順書の作成・実施など、医薬品に関わる安全管理体制の確保が義務づけられたことにより、薬剤部管理は薬剤師の業務管理から医療機関全体の安全管理体制に拡大したといっても過言ではないほど責任が重くなり、主体性のある薬剤部管理の実施が急務となった。

　ちょうど同時期に、神奈川県病院薬剤師会にファーマシーマネジメント委員会が発足し、「病院薬剤師版BSCセミナー」が開催されることになった。薬剤部ではこのセミナーを活用し、BSC（バランストスコアカード）を導入することにした。

BSCによるファーマシーマネジメントの実際

　大船中央病院（以下、当院）では、毎年12月に病院基本戦略骨子が作成され、それに合わせて薬剤部の戦略骨子も作成する。薬剤部の役職者が一堂に会し、年度初めに作成していたSWOT分析を修正しスコアカードまで作成する。診療報酬改定年度の場合は1月に補正し、2月の院内予算会議へ提出する。予算会議通過後に薬剤部職員へ新年度戦略マップ並びにスコアカードを配布し部内掲示を行う。賞与前の時期（上半期は6月、下半期は11月）に個人面談を行い、スコアカードの目標達成進捗状況や課題の報告を受け調整していく。アクションプランの進捗については現場で滞らないよう毎月第3週に各部署の業務検討会、第4週に役職者会議で検討事案を協議し、その週に職員全員によるミーティングを開催し決定事項について周知する流れになっている。

表1 スコアカード（大船中央病院薬剤部，2013年度）

※戦略目標17項目から9項目抜粋

	戦略目標	重要成功要因	成果尺度	目標値	アクションプラン
財務	病院の収益の増加	①病棟薬剤業務実施加算 ②薬剤管理指導料 ③退院時薬剤管理指導料	①病棟薬剤業務実施加算 ②薬剤管理指導料 ③退院時薬剤管理指導料	①1100件/月 ②1000件/月 ③260件/月	①平均在院日数と各病棟の差を確認 ②算定漏れがないか確認 ③算定できなかった事例を集計
	医薬品損失軽減	HCUでの薬剤師の介入効果の経済性を評価	①介入しなかった場合の副作用治療費概算×プレアボイド報告	①40件/月	①副作用類似疾患入院DPCを抽出
	医薬品費支出減	ジェネリック（GE）医薬品数増で納入価を抑制	①GE医薬品切替品目 ②医薬品購入費	①12品目/年 ②前年度比95%	①ABC分析A品目でGE医薬品採用 ②先発・GE医薬品の伸びを分割集計
顧客	診療部との共同治療のための構築	臨床研究を推進し薬剤師のエビデンスを構築	①倫理審査委員会への薬剤師関連研究申請件数 ②各病棟薬剤師の外来診療科の薬剤師外来出向時間	①3件/年 ②1時間/日	①各診療科とプロトコル作成のための会議を開催 ②外来での薬剤師業務をリストアップ
		固定化されている業務分担の見直しで抗がん剤関連業務を科の外来まで業務を拡大			加算の高い診療科へ必要性を再度検討
業務プロセス	他職種との連携推進	①サテライトの末梢調製比率向上 ②連携を生かしてがん剤関連業務を充実	①サテライト/セントラル調製件数 ②入院時化学療法におけるムンテラ/説明と同意	①0.1→10%。②ムンテラ3.3→33%，説明と同意33→67%	①セントラルで破損多い末梢調製のリストアップ。②ムンテラと同意書・説明と同意の必要性を再度確認
	臨床業務の拡大と根拠を構築	①算定対象外でも薬剤管理指導を拡大し病棟活動を確立 ②助手等業務拡大で薬剤師負担軽減	①薬剤管理指導算定実施率 ②実施時間 ③病棟で薬剤師助手業務の実施	①11.67→50%以上。②薬剤業務35→45，薬剤管理指導10→15時間。③0→1時間	①業務対象外の最低限業務の引上げで協議。②病棟常駐増員時分を打合せ。③法的業務範囲を保健所/早生局等へ問合せ
	医療情報の公開と連携のための業務	①退院時服薬指導を充実 ②患者ごと情報提供実施 ③保険薬局等地域のニーズにも対応 ④在宅医療への各薬剤師希望調査	①算定対象外への実施率 ②患者口頭質疑への文書回答率 ③保険薬局へのアンケート実施率 ④退院後の病棟薬剤師による外来フォロー回数	①0→11.67‰→23.3→20.3%。③105店舗へ配布。④医師から生合等へ問合 回数12回/年	①定式フォーマットを病棟薬剤師間で作成。②DI室で定式フォーマットを作成（後方支援）。③保険薬局や訪問看護ステーション向けアンケートを作成。④診療認定望文の検討
学習と成長	卒後教育・教育体制の充実化	薬剤師力の業務向上のための教育体制を構築 ①認定制度の理解を促し認定取得推進 ②基礎・応用関連の研修を充実	①臨床薬物治療研修会/医師同体験型研修会の回数 ②認定制度の研修会回数 ③大学教員招聘研修回数	①臨床薬物治療研修会2→10回/年。医師合同体験型1→2回/年。③1回/年	①再稼働に伴う業務負荷リスクを調査 ②職員向けアンケート ③実習終了目に大学教員招聘依頼
	薬学臨床研究の定着化	①薬剤師の介入効果を学会発表 ②多施設共同試験参加件数 ③化学療法の認定専門制度の充実を病院事業へ格上げさせて推進	①学会発表回数 ②多施設共同試験参加件数 ③化学療法認定要件の外部研修施設への出向人数	①5→5回/年 ②0→1件/年 ③0→1人/年	①次年度学会予定と内容を検討 ②大学病院の提案をリストアップ ③出向時期を確認し協議

事例 ③

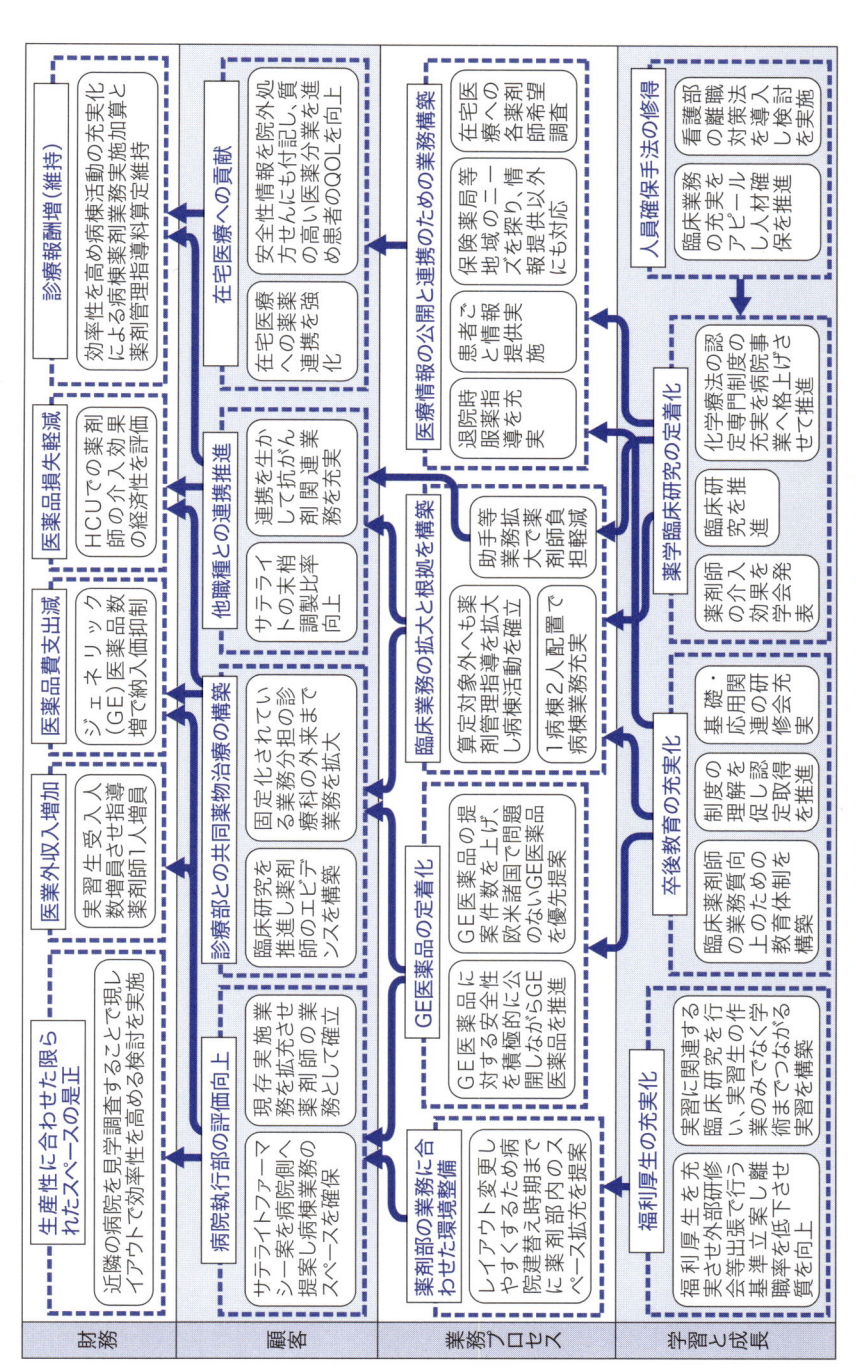

図1 戦略マップ（大船中央病院薬剤部、2013年度）

PART 2 病院薬剤部門におけるファーマシーマネジメント

47

●● BSCを活用したファーマシーマネジメントの効果

　BSCによるファーマシーマネジメントを行うことによって、得られた効果としては組織としての業務成果が全て数値化できた（**表1**）ことは当然である。加えて、戦略マップ（**図1**）により病院執行部並びに薬剤部職員全員に、何のためにその仕事をしているか、その仕事が最終的に全ては患者のためであることが可視化されたのが大きな成果といえる。特にBSC導入初年度に診療報酬算定業務か否かに関わらず、5か年計画として2012年度（平成24年度）は新規業務の確立期、2013年度（平成25年度）は定着期、2014年度（平成26年度）は資材投入などの環境整備期、2015年度（平成27年度）は発展

表2　クロス分析（大船中央病院薬剤部、2013年3月）

S（強み）	S1：全病棟に常駐薬剤師が配置されている S2：薬剤師として、認定など資格を取得できる環境が整っている S3：地域へ情報提供をしている S4：抗がん剤/TPN混合調製率が100％である（末梢は65％） S5：教育体制が整っている S6：薬剤管理指導料算定実施率97.5％ S7：薬剤師人員数が充実している S8：情報発信体制が確立している（DI専従） S9：ジェネリック（GE）医薬品及び削除医薬品について薬剤部が提案している S10：院外処方せん率が高い（97％） S11：病棟薬剤師が個人の内服セットを行っている S12：病棟薬剤業務実施加算を算定している S13：院外処方せんのチェックをしている S14：薬剤師でなくてもよい業務が仕分けされている
W（弱み）	W1：GE医薬品が10％程度にとどまっている W2：認定薬剤師数が2割程度にとどまっている W3：業務分担が固定されている（ローテーションのルールが確立していない） W4：薬剤部内でレイアウトの変更をしにくい W5：学会発表、論文発表が少ない W6：5年継続勤務年数職員の離職率が不安定 W7：薬剤経済学に対する関心が極めて低い W8：実習業務が薬剤部の業務を圧迫している

O（機会）	T（脅威）
O1：病院執行部の薬剤部への期待が大きい O2：実習生受入を通して臨床研究要請がある O3：看護部との連携を取りやすい O4：院内医療情報システムが充実している O5：院内倫理審査委員の薬剤師が参加している O6：病院の建替えが予定されている O7：保険薬局と連携が取られている O8：各外来診療科からの薬剤師のニーズがある O9：地域の救急を受け入れる社会医療法人である O10：立地条件がよい O11：病院長が米国の臨床薬剤師と一緒に業務をしていた経験がある O12：化学療法が急増している O13：キャンサーボードの立上げ	T1：HCUの稼働率が低い T2：薬学教育がOSCE/CBTに時間が割かれ学生の質が低下している T3：新薬創出加算等で納入価格が上がる可能性がある T4：薬剤師の需要と供給が安定しない T5：近隣に類似した機能の病院が多い T6：執行部の世代交代による運営方針に転換の可能性がある T7：消費税率の上昇 T8：2018年度までにGE医薬品数量ベースを60％ T9：2025年度までに医療構造改革が推進 T10：超少子高齢社会の到来 T11：医薬分業の是非が世論より問われている T12：地域医療が推進されない
強みで取り組める機会の創出 【S1、7×O1】1病棟2人配置で病棟業務充実 【S2×O2、5】臨床研究を推進し薬剤師のエビデンスを構築 【S3、10×O3、7】在宅医療への薬薬連携を強化 【S4×O3、6】サテライトの末梢調製比率向上 【S5×O11】臨床薬剤師の業務質向上のための教育体制を構築 【S6、12×O6】サテライトファーマシー案を病院側へ提案し病棟業務のスペースを確保 【S3、6×O7】退院時服薬指導を充実 【S7、8×O4】患者ごと情報提供実施 【S4×O3】連携を生かして抗がん剤関連業務を充実 【S9×O1、11】GE医薬品の提案件数を上げ、欧米諸国で問題のないGE医薬品を優先提案 【S11、14×O3】助手等業務拡大で薬剤師負担軽減 【S13×O8】薬剤師外来を展開	**強みで脅威を回避** 【S1、12×T4、5】臨床業務の充実をアピールし人材確保を推進 【S2×T2】制度の理解を促し認定取得を推進 【S3×T11、12】保険薬局等地域のニーズを探り、情報提供以外にも対応 【S4×T9】現存実施業務を拡充させ薬剤師の業務として確立 【S5×T2】基礎・応用関連の研修会充実 【S6、7×T6】算定対象外へも薬剤管理指導を拡大し病棟活動を確立 【S8、10、13×T11、12】安全性情報を院外処方せんにも付記し、質の高い医薬分業を進め患者のQOLを向上 【S8、9×T3、7】GE医薬品に対する安全性を積極的に公開しながらGE医薬品を推進 【S14×T4】助手移行を推進し薬剤師業務を軽減
弱点を克服して強みに転換し機会を逃さない 【W1×O4】GE医薬品の情報提供を院内医療情報システムを利活用して公開推進させて理解を促す 【W2、5×O1、2、12、13】化学療法の認定専門制度の充実を病院事業へ格上げさせて推進 【W3×O8】固定化されている業務分担の診療科の外来まで業務を拡大 【W4×O6】レイアウト変更しやすくするため病院建替え時期までに薬剤部内のスペース拡充を提案 【W6×O3】看護部の離職対策法を導入し検討を実施 【W7、8×O2、5】実習に関連する臨床研究を行い、実習生の作業のみでなく学術までつながる実習を構築	**弱みと脅威で最悪の事態を招かない対策** 【W1×T7、8】GE医薬品数増で納入価を抑制 【W2、5×T1】薬剤師の介入効果を学会発表 【W7×T1】HCUでの薬剤師の介入効果の経済性を評価 【W3×T11、12】在宅医療への各薬剤師希望調査 【W4×T5】近隣の病院を見学調査することで現レイアウトで効率性を高める検討を実施 【W6×T2、4】福利厚生を充実させ外部研修会等出張で行う基準立案し離職率を低下させ質を向上 【W8×T10】実習生受入人数増員させ指導薬剤師1人増員

期、2016年度（平成28年度）はさらなる新規業務への対応期とし、5年先に薬剤部がなりたい未来像をイメージしてスコアカードを作成することで薬剤部にBSCが定着した。

　また、当院の場合でも**表2**のように病院薬剤師業務は入院患者を中心に考えられており、通常の業務検討では「強み」に院外処方せん発行率97％が挙げられている。その外来調剤負担軽減分を病棟活動に比重を持っていきがちであるが、SWOT分析からクロス分析することにより、いわゆる「外来からの撤退」ということではなく、「機会」を生かし、【S13×O8】「薬剤師外来を展開」、【S3、10×O3、7】「在宅医療への薬薬連携を強化」といった積極的展開を講じることが可能となる。端的に考えると、収入に反映されない業務展開は人件費等支出のみにとらわれがちであるが、「患者の医療安全」と「医療の質を担保する」という観点から考えると「医療事故による損失」を考慮することで財務の視点につなげることができる（**表1**）。

これからのファーマシーマネジメント戦略

　我が国は超少子高齢社会により社会保障費問題、医療の経済性評価が急務になっており、診療報酬による政策誘導も限界に近づいている。このような薬剤部外（院内だけでなく地域並びに社会全体の情勢）の機会、脅威をSWOT分析の時点で適切に取り込んでいくことがこれからのファーマシーマネジメント戦略に必須である。

　当院における今後の課題は、ミドルマネジャーのリーダーシップ能力の向上である。BSCはいわゆる組織のマスタープランであり、速やか、かつ円滑に実行に移すためにはミドルマネジャーのリーダーシップ能力が問われる。スコアカード作成後にアクションプランを立ててPDCAサイクルを円滑に回せるかはミドルマネジャーの質次第ともいえて今後の課題である。

（舟越 亮寛）

PART 2　事例 4

社会福祉法人恩賜財団 **済生会横浜市東部病院**

開院時からBSCを導入
—7年目を迎え導入効果を検証

●病院概要

所在地	神奈川県横浜市
診療科目	25科（内科、循環器科、消化器科、消化器外科、神経内科、小児科、外科、整形外科、形成外科、リウマチ科、脳神経外科、呼吸器科、呼吸器外科、心臓血管外科、皮膚科、泌尿器科、産婦人科、眼科、耳鼻咽喉科、リハビリテーション科、精神科、放射線科、麻酔科、歯科口腔外科、救急科）
病棟数	18病棟
病床数	560床（一般510床、精神50床） 重症心身障害児（者）施設44床
DPC	導入（平均在院日数8.0日）
入院患者	平均767人/日、入院処方せん：平均274枚/日、注射処方せん：平均761枚/日
外来患者	平均1207人/日、外来処方せん：院内平均40枚/日、院外平均354枚/日（院外処方せん発行率89.9%）

●薬剤部門概要

人数	薬剤師32人、医薬品SPD 6人
病棟薬剤業務	診療報酬請求件数：平均1957件/月 算定病棟数・病床数：15病棟・504床（1病棟・1週当たり25.5時間） 算定対象外病棟数・病床数：3病棟・56床
薬剤管理指導	診療報酬請求件数：平均816件/月（担当薬剤師数：常勤換算13人） 実施病棟：18病棟中17病棟
夜間休日対応	夜間：夜勤体制、休日：日勤体制

PART 2　病院薬剤部門におけるファーマシーマネジメント

BSC導入までの流れ

済生会横浜市東部病院（以下、当院）は2007年（平成19年）3月に地域中核病院を目指し開院した。開院時より病院年間目標は幹部職研修によりバランストスコアカード（BSC）手法を用いて作成され、各部署においてもBSCの各視点に落とし込んだ年度ごとの目標設定が義務づけられている。職員個人の年間目標策定・評価も年度ごとに実施されており、いまだ課題はあるもののその達成度が賞与に反映されるなど院内での目標管理は既に定着している。

開院当時、看護領域においては「看護管理学」が体系化されている一方で、薬学部における薬剤部門の組織マネジメント教育は遅れており、部門目標作成のためBSCに関する研修は必須であった。

表1　クロス分析（済生会横浜市東部病院薬剤部、2013年3月）

S（強み）	S1：感染制御認定薬剤師が1人いる S2：NST専門療法士が3人いる S3：医療薬学会認定薬剤師が2人いる S4：緩和医療薬学会認定薬剤師が1人いる S5：糖尿病療養指導士が2人いる S6：実習指導薬剤師が4人いる S7：チーム医療へ参加している（ICT、NST、RST、緩和ケア、褥瘡のカンファへの参加） S8：ジェネリック（GE）医薬品の導入を薬剤部主導で行っている S9：研究費が十分ある（実習生12人/年） S10：DI室、化学療法センター等に専任薬剤師がおり、医薬品の適正使用の運営構築などに大きな影響力を持っている S11：化学療法センターに専任の薬剤師を配置し、調製及び投与量をチェックしている S12：手術室に薬剤師を配置し、麻薬等の厳重管理薬を適切に管理している S13：調剤機器、システムが充実している（アンプルピッカー等ハード面）　　S14：ICUにおいて医薬品情報提供が医療費削減に貢献している（600万円/年） S15：バンコマイシンのTDM投与設計依頼があり薬剤部が主導的に行っている S16：夜勤2人体制を取っており、24時間対応可能である S17：ICUにおいて、医薬品適正使用が推進されている。特に感染症治療においては薬剤師が抗菌薬の選択・投与設計をほぼ全例に行っている S18：ICU・救命病棟に薬剤師が常駐しており、救急医療における薬剤師業務が確立している S19：学会活動を積極的に行っている S20：感染症内科医との診療連携が取れている S21：実習生を受け入れている S22：薬剤部内に広いスタッフルームがあり、スタッフ間のコミュニケーションを図る場所がある S23：部内会議の体制が確立されている（部門ごと、全体、役職者）
W（弱み）	W1：業務体制が柔軟に対応できない W2：常駐薬剤師が配置されていない病棟がある W3：調剤室が2か所に分かれているため業務を円滑に行えない W4：アンプルピッカーが老朽化してきており、故障が多い W5：電子診療録等のハードウェアが現状の業務内容に追いついていない W6：服薬指導の実施率が低い W7：外来患者への関与が少ない W8：調剤過誤が多い（15件/月）　　W9：薬剤師としての知識・向上心にばらつきがある W10：実習生が多すぎるため業務に支障を来している W11：病棟での薬剤師業務が統一されておらず、常駐薬剤師に委ねられている W12：スタッフの教育システムが構築できておらず、専門薬剤師が育成できない W13：スタッフ間の情報共有・意識統一が不十分である

O（機会）	T（脅威）
O1：各部署から薬剤師の常駐を求められている（病院から薬剤師6人の増員が認められた） O2：病院経営陣・医師からGE医薬品導入の理解が得られている O3：ダヴィンチ、サイバーナイフなど設備が充実している O4：地域薬剤師会との連携機会がある O5：薬学部が6年制となり薬剤師への期待が高まっている O6：病院経営が安定して黒字である O7：対外的に当院薬剤部の業務をアピールする機会が多い O8：職業体験の一環で中学生の見学を受け入れている O9：済生会神奈川病院との連携体制ができている（薬剤部としては、GE医薬品選定の統一化など）	T1：夜勤体制の変更を求められている T2：育休・産休を十分に取れない可能性がある T3：近隣に循環器に特化した病院が完成した T4：医療薬学会認定研修施設でなくなる可能性がある（2015年） T5：薬剤師の募集をしているが、人員確保に難渋している T6：人事評価システムが十分に確立していないため、薬剤師が十分に評価されていない T7：在院日数が短く（平均9日）薬剤師の病棟業務が追いつかない T8：薬剤師の病棟常駐化が進むと、調剤業務の改善が滞る可能性がある T9：各部署に分かれて業務を行っているため、連携を取りづらい
強みで取り組める機会の創出 【S8×O9】関連病院とGE医薬品の選定を共同で行い、共同見積りを実施し医薬品購入金額を抑制する 【S12、16、18×O1】急性期病院として救急初療への薬剤師業務を確立することにより、24時間365日救急医療に貢献する 【S14、15、17、18×O1】病棟常駐化のノウハウがある→効率的な病棟業務の確立 【S15×O5】病棟担当者が投与設計することで、医師とのコミュニケーションを強化する 【S7、14、15、17、18×O1】服薬指導件数を維持しつつ、病棟薬剤業務実施加算を算定可能な体制を構築する	**強みで脅威を回避** 【S13×T9】病棟業務確立と同時に調剤室の業務の責任者を明確にする 【S21×T5】実習内容を充実させ、新卒採用につなげる 【S1、4、5、6、22、23×T9】専門・認定薬剤師による部内スキルアップ講座の開催 【S10、11×T9】特定領域（例えばがん領域）を担う職員をグループ化することで連携を強める
弱点を克服して強みに転換し機会を逃さない 【W4、5×O1、5】病棟常駐のため、服薬指導支援システム導入、電子診療録（ノートなど）増設により服薬指導件数増加 【W2、12×O5】専門薬剤師、認定薬剤師への評価を高めてもらう（育成しやすい環境をつくる） 【W13×O5】がん医療に関わる薬剤師をグループ化（お互いの業務把握と業務負担軽減）	**弱みと脅威で最悪の事態を招かない対策** 【W8、12×T8】調剤業務の簡素化、改善により過誤リスクを低減 【W8、12×T8】スタッフ教育（知識ではない）の強化により過誤リスクを抑制 【W10×T5】実習生受入人数の見直し及び実習内容の改善（体制が整うまで、一時的に削減等） 【W11、13×T9】定期的なローテーション体制の確立 【W1、2、3、6、11、12、13×T8】部員個々の役割・目標を明確にし責任感を高める 【W3、4、8×T1】夜勤2人体制維持または安全を担保できる夜勤1人体制を確立（外来処方の院外化の交渉、厳重管理薬の管理方法の見直し） 【W3、8×T1】夜勤1人でも、安全かつ安定した業務体制を検討する

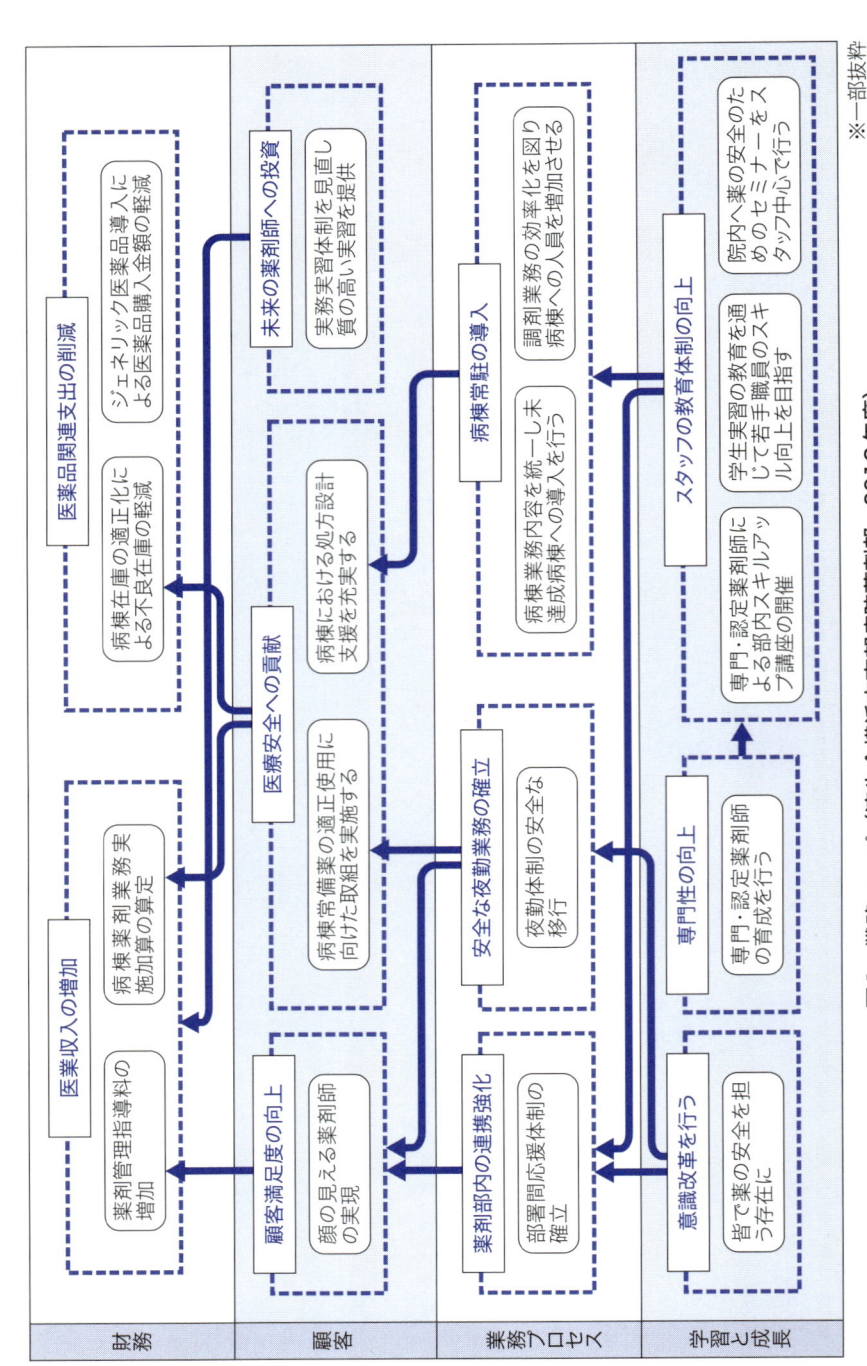

図1 戦略マップ（済生会横浜市東部病院薬剤部、2013年度）

事例 4

表2 スコアカード（済生会横浜市東部病院薬剤部, 2013年度）

※一部抜粋

	戦略目標	重要成功要因	成果尺度	目標値	アクションプラン
財務	医薬品関連支出の削減	ジェネリック医薬品の導入	品目数	20品目/年	グループ病院と協同で導入品目を検討・見積り実施
	医業収入の増加	薬剤師の病棟常駐化	常駐病棟数	全病棟	①夜勤1人体制への移行 ②調剤室応援体制の確立
顧客	薬物療法の質の向上に貢献する	バンコマイシンの投与設計	実施患者の割合	95%	病棟専任薬剤師によるバンコマイシン投与設計
	服薬指導の充実	処方支援	能動的情報提供件数	1300件/年	病棟常駐時間を各病棟で増やす
	医療安全への貢献	薬剤管理指導件数増加	薬剤管理指導料算定件数	前年度比10%増	対象症例の拡大
	病棟実習の充実	プレアボイド件数増加	プレアボイド件数	1000件/年	①報告の促進 ②iPad活用による標準化
業務プロセス	薬剤部内の連携強化	学生・スタッフ満足度向上	満足度	新規実施	学生・スタッフ向けアンケート実施
	病棟業務の効率化	情報の共有	ローテーション数	2人/年	実施計画の作成と実施
	調剤業務の効率化	各病棟マニュアル作成	マニュアル数	7病棟分	8月末までに作成完了
	夜勤体制の確立	調剤業務体制の見直し	調剤室の固定基本人数	午前：5→4人 午後：3→2人	オンコール体制の円滑な実施
		夜勤業務内容の効率化	2人から1人への移行	10月末まで	①各部署の薬品定数の見直し ②処方しめ時間の徹底
学習と成長	専門・認定薬剤師の育成	専門・認定薬剤師の取得	人数	2人	取得のためのバックアップ体制構築
	薬剤部スタッフ教育の充実	新入職員の通常業務の習得	3段階評価	9月末までに全員2段階以上	適切な指導者の選択
		スタッフの部内研修の実施	実施人数	5人/年	実施計画の作成と実施

BSCによるファーマシーマネジメントの実際

　神奈川県では神奈川県病院薬剤師会にファーマシーマネジメント委員会が組織され、病院経営に資する薬剤師の育成を目指した講演会やセミナーを開催している。BSC手法を個人が机上にて学ぶことは困難が予想され、部署目標設定を一部の職員で実施した場合に偏りが生じる懸念があり、幅広い職員層からスモールグループディスカッション（SGD）で行うことが望ましい。また通常の業務時間内でこれらの策定業務に当たる時間を確保することは非常に困難である。これらの状況を踏まえ当院ではこの神奈川県病院薬剤師会が主催する「病院薬剤師版バランストスコアカードセミナー」（以下、病院薬剤師版BSCセミナー）へ参加し、翌年度目標の原案を作成することとしている。現在でも病院薬剤師版BSCセミナーで作成されたBSC原案を役職者で確認、一部修正のうえ翌年度の部門目標としている。

　2013年度（平成25年度）を例とすると、現状分析と目指す未来とのギャップから戦略課題を導き出すクロス分析（**表1**）において、強みと機会から【S8×O9】「関連病院とジェネリック医薬品の選定を共同で行い、共同見積りを実施し医薬品購入金額を抑制する」など直接的に財務の視点に結びつけられる戦略課題が抽出された。また強みと脅威から【S10、11×T9】「特定領域（例えばがん領域）を担う職員をグループ化することで連携を強める」など業務プロセスを改善することで顧客（患者、院内他職種等）満足度の向上並びに財務指標の向上を図るといった戦略課題が抽出された。この課題実現を中心にとらえた場合に、学習と成長の視点「専門・認定薬剤師による部内スキルアップ講座の開催」、財務の視点「薬剤管理指導料の増加」の戦略課題に因果連鎖が行われ、戦略マップ（**図1**）並びにスコアカード（**表2**）への落とし込みへと展開させた。

　なお蛇足となるが実際のBSC作成プロセスにおいて、ファシリテータの存在は非常に重要である。ファシリテータは議論の流れや場をコントロールしながら少数意見や対立意見を抽出し、議論の合意形成を誘導する役割を担う。SGDで陥りがちな集団愚考（万人受けする結論を導きやすい）や社会的手抜き（自分1人くらいは意見しなくても大丈夫）などを防ぎながら合意形成に導くが、目標管理のためのSGDにおけるファシリテーションには相応の経験が必要となる。実際に経験豊富なファシリテーションを受けながらSGDを進められることも、前述の病院薬剤師版BSCセミナーを利用している理由の1つである。

BSCを活用したファーマシーマネジメントの効果

　部内の目標管理にBSCを用いることで、職員は自身の日々の行動成果を客観的な数値として示す必要性に迫られる。このことは必然的に部内で発生する数値を把握しようとする行動を促すことになる。さらに病院薬剤師版BSCセミナー受講経験のある職員が増えることは、目標設定のためのプロセスへの理解が進み、個人目標設定に具体性（自分が部門から何を行うことを望まれているのか）を生むことが可能となる。

　その効果を個人目標設定の変遷という側面から評価すると、BSC導入直後では個人目標が部署目標の実現の一部を担うように設定されている割合は63％であったのに対し、導入7年後でその率は87％まで上昇している。また部署目標の変遷という側面から評価した場合、導入直後の部署目標全18項目に対し実質的に担う職員が1人もいない行動目標が4項目あったが、導入7年後には全部署目標に対して実質的に担う職員を振り分けることが可能となった。

　このような効果を実現できた理由として、BSC手法を多くの職員が知るようになったことに加え、目標管理・振分などで職員と密にコミュニケーションを図る中間役職者のスキル向上が最大の成果といえよう。結果として部署目標の達成割合は年々増加し、「一部達成」と「達成」を併せると実に93％となり、部署行動が年間を通じて停滞しているという現状はほぼなくなった。

これからのファーマシーマネジメント戦略

　これまで述べてきたとおり、開院・BSC導入から7年目を迎えた当院において、継続的に年間目標設定を行うプロセスの策定には成功したと考える。今後も年度ごとにBSCの手法を用いて目標の策定を行うことになるが、組織を継続的に大きく発展させていくためには、単年度の目標設定だけでなく中長期的な目標設定（ビジョン策定）が必要となってくるだろう。当院のBSCを用いたファーマシーマネジメントの実践は、個人目標と部署年間目標の関係性にとどまっている。しかし部署の年間目標と中長期的目標管理も同様の関係性を持っていると考えられ、中長期的な戦略策定・目標管理もBSC手法を用いて策定していくことを検討している。

（大幸　淳）

PART 3
保険薬局における
ファーマシーマネジメント

PART 3　事例 1

株式会社 望星薬局

「財務の視点」を意識して生き残る薬局経営へ

● 薬局概要（望星北浦和薬局）

所在地	埼玉県さいたま市
処方せん応需医療機関の主な診療科	内科、整形外科、婦人科、腎センター、精神科 等
人数	薬剤師7人、薬剤師以外1人
処方せん枚数	平均170枚／日
在宅患者訪問薬剤管理指導	調剤報酬請求件数：0件／月
居宅療養管理指導	介護報酬請求件数：0件／月
OTC薬	第2類医薬品・第3類医薬品
サプリメント	あり
夜間休日対応	夜間：電話相談対応、休日：電話相談対応

■ BSC導入までの流れ

　望星薬局では、薬局業務の質を改善するための手法として以前より品質管理をベースとするTQM（total quality management）などを採用していたが、薬局に求められる業務が多様化するにつれ、品質管理を主軸としつつも、もっと広い視野で薬局全体を俯瞰できるマネジメントが必要になってきた。十数年前、日本にBSC（バランストスコアカード）が紹介され、研究会を立ち上げて勉強したところ、薬局経営にも応用ができる手法であると考えられたため、2004年（平成16年）より社内にプロジェクトチームを設置し、本格的に導入を始めて現在に至っている。

BSCによるファーマシーマネジメントの実際

　経営手法として導入することを決めたものの、望星薬局では神奈川県と東京都を中心に15店舗、200人超の従業員がおり、一度にBSCの仕組みを理解し運用することはまず不可能であった。そこで各現場の薬局長を対象に研修を行い、仕組みを理解してもらうことからスタートした。

　望星薬局では年度ごとに取締役会で決定した業務目標や課題を調剤報酬の項目などと絡めて全社的な戦略マップを作成し、全社員に提示している。各薬局では、全社的な戦略マップと自薬局で行うクロス分析から立てた戦略とをリンクさせることで、さらに個々の薬局の実情に合った戦略マップを策定している。こうすることで上位方針からブレない戦略を立てることができているのである。導入当初は薬局ごとにクロス分析から多数の戦略を練り、全て実行していたのだが、その中には薬局や薬剤師としての本業から逸脱する戦略も多数見られ、BSCを進めるための人員や時間が必要になってしまった経緯があり、現在は上述のような作成法を取っている。

　以下、望星北浦和薬局で行った内容を例として挙げる。

　図1に2011年度（平成23年度）望星北浦和薬局で作成した戦略マップを示す。この年度は、全社的な取組として青字で示した「リスクファクターの軽減」と「医療機関への積極的アプローチ」というテーマが提示されたため、この2つを重要成功要因として戦略マップに盛り込んだ。さらに現場でのクロス分析（表1）の結果から、この2つのテーマに合致する戦略を考案した。

　まず「リスクファクターの軽減」に関しては、「複雑な調剤がきっかけで全体の待ち時間が延びてしまう」（T7）を「調剤機器を多数導入して自動化を図っている」（S4）と組み合わせて、【S4×T7】「調剤機器や手順を見直して特殊調剤を簡略化し、待ち時間を短縮する」とした。さらに「立地的に他医療機関の処方せんは受けづらい」（T4）ことを逆手に、限られた採用品目で運用できるととらえ「過剰在庫気味である」（W4）ことを解消すべく、【W4×T4】「他病院処方が少ないことを逆手に、限られた採用品目内で適正在庫の維持を図る」とした。また薬学教育は6年制への移行期間で「新卒薬剤師が入らない」（T6）という問題を抱えていたが、「職員間のコミュニケーションが良好」（S10）であることを利用し、部下と上司が不満や悩みを相談し、改善しやすい環境を作ることで【S10×T6】「上司と部下が積極的にコミュニケーションを取り、不満や悩みを聞くことで退職者を減らし人員を確保する」とした。

　「医療機関への積極的アプローチ」に関しては「病院薬剤部と日頃から情報

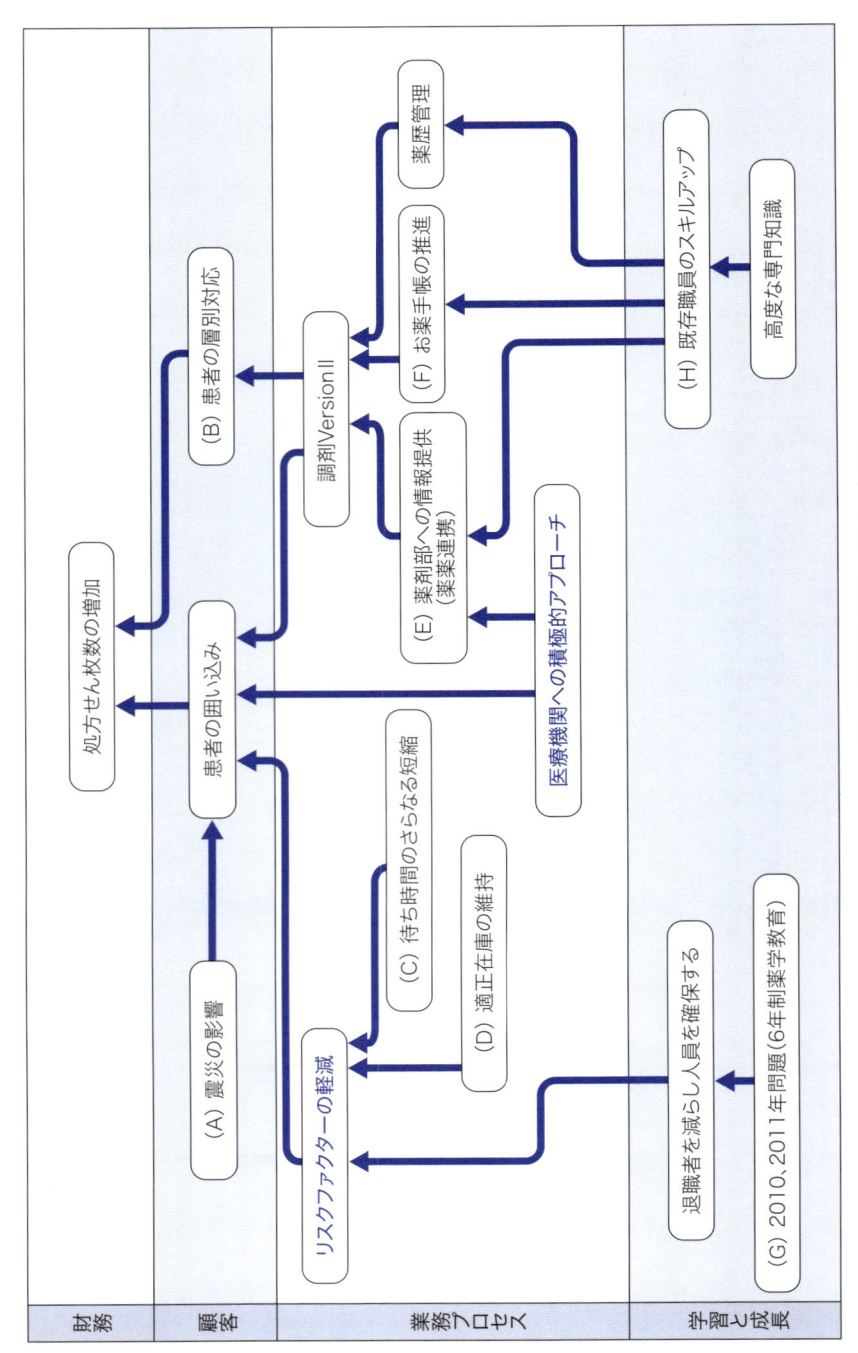

図1 戦略マップ（望星北浦和薬局、2011年度）

事例 1

表1 クロス分析（望星北浦和薬局、2011年度）

		O（機会）	T（脅威）
		O1：病院薬剤部と日頃から情報交換をしている O2：病院の駐車場からは見えやすい O3：病院の患者数は多いと聞いている O4：文教地区にあり、適切な指導を望む患者が多い O5：薬局が大通りに面している	T1：近隣に薬局が多い T2：駅からは逆方向にあり、電車で来院する人は気づきにくい T3：病院の入口からは見えにくい T4：立地的に他医療機関の処方せんは受けづらい T5：待ち時間が他店より長いと言われることがある T6：新卒薬剤師が入らない T7：複雑な調剤がきっかけで全体の待ち時間が延びてしまう T8：計画停電があるかもしれない T9：受診抑制
S（強み）	S1：コンピュータを用いて安全性・有効性を確保している S2：定期的に新薬・疾患等の勉強会を行っている S3：無菌室を完備している S4：調剤機器を多数導入して自動化を図っている S5：全て着座投薬で指導に時間が取れる S6：栄養相談、メール呼出サービスがある S7：給茶器がある S8：携帯電話、メール呼出サービスがある S9：電光掲示板がある S10：職員間のコミュニケーションが良好 S11：震災の直後だが通常営業を心がける	強みで取り組める機会の創出 [S1×O4] 患者指導及び薬歴の充実 [S2×O1] 薬剤部と合同で勉強会を企画する [S6×O5] 調剤以外の栄養相談などを利用してもらい、今後の顧客とする	強みで脅威を回避 [S8×T5] 薬局外で待てるよう、待ち時間の有効活用を提案する [S9×T2] 北浦和駅利用者へのアピール [S4×T7] 調剤機器や手順を見直して特殊調剤を簡略化し、待ち時間を短縮する [S10×T6] 上司と部下が積極的にコミュニケーションを取り、不満や悩みを聞くことで退職者を減らし人員を確保する [S11×T8] 停電時の調剤方法を確立する [S11×T8] 停電時でもできるだけ早く薬を出す
W（弱み）	W1：医薬部外品がない W2：内装が劣化しつつある W3：待ち時間が長い W4：過剰在庫気味である W5：薬局駐車場がない W6：他病院処方が少ない W7：震災の影響で出勤に影響がある	弱点を克服して強みに転換し機会を逃さない [W1×O5] 新しい医薬部外品やオリジナル商品の入荷を知らせる [W2×O5] 外から見える待合室をリニューアルする	弱みと脅威で最悪の事態を招かない対策 [W6×T4] 利用者の家族などに望星薬局を知ってもらい利用を促す [W4×T4] 他病院処方が少ないことを逆手に、限られた採用品目内で適正在庫の維持を図る

表2 スコアカード（望星北浦和薬局、2011年度）

	業務目標	成果指標	初期値	第一四半期	半期	第三四半期	期末	達成率	目標値	アクションプラン
財務	下記取組による売上・処方せん枚数の増加	処方せん受付枚数対前年度比（%）	100.0	24.5	47.9	69.1	90.2	89.3%	101.0	
		調剤売上対前年度比（%）	100.0	22.2	48.2	73.2	98.2	97.2%	101.0	
顧客	(A) 震災の影響	新規患者数（人/月）	257	287	253	220	185	71.9%	257	①停電時の調剤方法の確立 ②周辺競合店との差別化 ③待ち時間の短縮
	(B) 患者の層別対応	麻薬指導加算算定回数（回）	0	0	0	0	0	0.0%	1	①専門知識の構築
業務プロセス	(C) 待ち時間のさらなる短縮（リスクファクターの軽減）	待ち時間15分以内に収まる患者の割合（%）	76.9	61.5	64.0	70.1	75.6	88.9%	85.0	①特殊調剤の簡略化
	(D) 適正在庫の維持	在庫金額（万円）	1700	3006	1750	2830	1350	125.9%	1700	①購入包装単位の検討 ②廃棄医薬品の減少
	(E) 薬剤部への情報提供（医療機関への積極的アプローチ）	合同勉強会への出席回数（回/月）	0	0	0.33	0	0	33.0%	1	①病院薬剤部との合同勉強会
	(F) お薬手帳の推進	薬剤情報提供料算定率（%）	69.6	68.7	68.5	70.0	67.9	84.8%	80	①リーフレットの配布・説明
学習と成長	(G) 2010、2011年問題	退職者数（人/年）	0	0	0	0	0	100.0%	0	①個人面談の実施
	(H) 既存職員のスキルアップ	内部勉強会及び確認テストの実施回数（回/月）	1	0.33	0.5	0.66	0.66	66.0%	1	①内部勉強会及び確認テストの実施

交換をしている」（O1）という環境を「定期的に新薬・疾患等の勉強会を行っている」（S2）と組み合わせて【S2×O1】「薬剤部と合同で勉強会を企画する」とし、薬薬連携の場を構築できるような戦略とした。

　なお、この年は東日本大震災が起こった年であり、年度の途中で「震災の影響」を戦略マップに組み込んでいる。

BSCを活用したファーマシーマネジメントの効果

　効果はスコアカード（表2）のとおりである。望星薬局では四半期ごとに各薬局のスコアカードを見直し、必要であれば業務目標の追加やアクションプランの修正をかけている。この年は震災により計画停電や医薬品流通が滞るなど、思いも寄らぬ影響もあり、数値だけ見れば目標の達成に至らなかった項目もある。しかし現場からは、「4つの視点が大切で、取り組んでいる業務が今後、どこにどう影響するのか明確になった」との評価を受けており、さらなる検証を重ねていきたいと考えている。

これからのファーマシーマネジメント戦略

　薬局経営というと、「調剤や患者サービスの質を上げよう」というところで終わり、それがどう財務や健全経営につながるか、というところまで踏み込めないことが多いのが実情であろう。BSCでは「財務の視点」という項目があり、人の育成や日々の薬局業務を最終的に財務面に反映させていく、という流れが用意されている。こうしたツールを活用して業務を財務につなげていくことが今後の薬局経営に非常に重要なのである。

（伊東　孝恭、前田　正輝）

PART 3　事例②

有限会社北真薬局　アップル薬局

薬局経営戦略の実際―その効果は？

●薬局概要

所在地	神奈川県相模原市
処方せん応需医療機関の主な診療科	脳神経外科、内科 等
人数	薬剤師2.5人、薬剤師以外2人
処方せん枚数	平均60枚／日
在宅患者訪問薬剤管理指導	調剤報酬請求件数：平均2件／月
居宅療養管理指導	介護報酬請求件数：平均0件／月
OTC薬	第1類医薬品・第2類医薬品・第3類医薬品
サプリメント	―
夜間休日対応	夜間：対応なし、休日：対応なし

■ BSCの4つの視点を導入するまでの流れ

　アップル薬局（以下、当薬局）は29年前〔1985年（昭和60年）〕に1店舗を開設、その後2店舗目を18年前に開設した。医薬分業が本格化してからこれまでの20数年間、国家の国民医療費高騰に対する抑制政策を背景とした2年ごとの調剤報酬の改定、並びに薬局薬剤師の果たすべき業務内容は大きく変遷してきた。さらなる適正使用や安全性のチェック体制など量的拡大とともに、最近では店舗営業時間の拡大が求められ、緊急対応や服薬状況・安全性の確認、記録作業など薬剤師を増員して対応している。このような医療環境の変化する中で、開設当初は年々の増収と相応の収益を確保でき安定した経営が可能であった。しかし、最近では当薬局の経営状態は決して良好ではなく、諸経費増による赤字財政が続いていた。そこで、3年前に健全な経営を目指して総

点検を実施するに至った。

ファーマシーマネジメントの実際

　薬局経営を取り巻く環境は調剤報酬の改定のたびに厳しさを増している。特に小規模薬局が存続するためには、経営能力が問われる時代に入ってきた。
　当薬局が取り組んだファーマシーマネジメントは、安定した収入の確保と適正な支出による良好な収支バランスの改善である。目標管理として業務内容の改善・効率化、医療の質の向上、患者サービスへの貢献、医薬品の購入及び調剤資材の調達の見直しを行った。その経営改善の手段として、BSC（バランストスコアカード）を活用した。
　まず、経営理念を掲げることにより、薬局（会社）組織のポリシーが定まり、スタッフの将来への希望と夢の実現に向けて、努力目標が明確となる。
　「地域保険薬局の果たすべき役割は何か」を念頭に置き、基本理念に基づき経営目標を設定した。当薬局の経営理念、経営目標を以下に示し、経営管理に取り組んだ業務目標と成果指標、目標値を**表1**に示す。

①医薬分業の精神で、患者の処方薬に対して安全に安心して服用できるように、薬剤師は患者の健康回復を第一義とし、**医薬品の有効かつ安全な使用に責任を持つ**こと。
　・実際には患者へのインタビューと服薬指導において、心身の健康状態の把握、全処方薬と飲食物・サプリメント摂取状況をチェックし、治療効果の確認を行い、そして重複処方や相互作用の有無及び副作用の初期症状の発現の有無をしっかりとチェックし記録する。

②**徹底した患者サービスの実現**を目指す。
　・薬局の改善対策として、待合室のアメニティーの改善工夫と健康情報の提供、個別患者ニーズへの積極的な対応、健康管理のよきアドバイザーとしての健康教室や栄養相談室の開催などである。
　・薬剤師及び事務員のスタッフに対する経営者の期待は、接遇の基本である明るく親切・丁寧な応対である。さらに担当するスタッフや薬剤師の幅広い見識や人格をも期待されている。
　・待合室には疾病や健康改善に関する専門的な情報提供（冊子やリーフレット）、OTC薬やサプリメント、医療機器・用具の扱いなどメニューが豊富で便利な薬局、飲水器の設置、マッサージチェアなど健康サービスのよい薬局、総合的に患者満足度の向上を図る。

表1 スコアカード（アップル薬局、2012年度）

	業務目標	成果指標	目標値 (前年度比%)	アクションプラン	達成率（%）
財務	収支管理の改善				
	[売上増加]				
		処方せん枚数	105	社員の家族、親戚、知人への処方せん受付案内	99
	[コスト削減]				
	人件費の低減	人件費	90	パートタイム労働者への切替え	100
	薬品購入費の低減	薬品購入費	95	競争入札価格交渉	115
	薬品在庫の削減	棚卸数量	90	毎月の棚卸チェック、小包装化、分割購入導入	118
	消耗品費の削減	消耗品費	75	見積り、購入業者見直し	107
顧客	患者サービス（満足度）の向上	提供紙の設置	150	各種疾病解説リーフレットの提供	100
	待合室アメニティー	飾り花、観葉植物、BGM	150	マッサージチェア設置	100
	フィジカルアセスメントの推進	新規設置	150	待合室に血圧計を設置	100
	かかりつけ薬局の推進	患者への伝達（口頭、掲示）	150	他院受診患者への処方せん応需アピール	100
業務プロセス	ジェネリック（GE）医薬品への対応	GE医薬品調剤率	160以上	先発医薬品対応リスト表作成	110
	処方の安全性、調剤の正確性の確保	処方監査疑義照会件数	120以上	臨床的・薬学的視点の考察力向上訓練	100
		調剤ミス件数（インシデントレポート）	50以下	声出し自己鑑査の徹底	95
		平均待ち時間	80以下	調剤手順点検、予製化	170
学習と成長	調剤の合理化・効率化	研修回数	150以上	コミュニケーション研修	150
	人材の教育・育成研修	勉強会開催	150以上	新薬勉強会開催	150
	安全管理の充実				
	社員の満足度の向上	アンケート	130以上	研修旅行の企画	110

68

③地域医療活動の担い手として、**在宅医療・介護・福祉の充実及び災害救助**に積極的に取り組む。
- 地域医療連携に参画し、患者宅で多くの情報を得て、服薬状況や薬の影響、運動、食事、褥瘡の有無、介護者の有無などの生活状態を確認することで、患者のADL向上策や薬剤師が行動すべき新たなニーズが見えてくる。訪問医療は患者との信頼関係が一層深まる。

④日頃から薬剤師の資質向上のため、特にソフト面での実現に向けて、計画的に学会や研修会参加、内部勉強会の開催、自己研鑽等の**人材の教育・育成に努める**こと。
- 地域医療連携による日頃からの信頼関係を利用して、門前薬局だからこそ可能なクリニックとの定期的な合同勉強会の開催を企画した。

ファーマシーマネジメントの効果

BSCに基づき設定した改善すべき目標値に対して、アクションプランを立て実施した。**表1**に、ファーマシーマネジメントの効果について達成率（％）を示す。

（1）財務の視点

収支管理は、収入増加目標においては、受付処方せんの増加策として社員の家族や親戚などへの案内を行った。また住民への「かかりつけ薬局」のアピールを実施した。

一方、コスト削減では、人件費の低減、薬品購入費の低減、在庫管理の徹底を図り、小包装への切替え、棚卸実施により余分な在庫を極力削減、消耗品費の削減を図った。

- 医薬品購入管理では、当2薬局の開設地は、相模原市と厚木市にあり、医薬品卸の管轄営業所が異なるため個別に医薬品購入価の交渉を行ってきた。2010年度（平成22年度）より2薬局で使用する医薬品を、一括購入に切り替え、かつ競争入札方式を導入することで、大きく購入コストの低減を実現することができ、2薬局の購入医薬品に対する増収改善効果は、前年度比でプラス1600万円/年であった。
- 消耗品適正価額購入では、消耗品の仕入は、「品質のよい商品をより安価で購入」をモットーに商品調査を実施した。直販を含め、主な取引業者を複数選定して年間使用数量に対する見積りの提出を依頼し、販売流通（直販、1次・2次販売店）などの確認を行い有利な業者を選択した。従来の

仕入価格との差額を算出した結果、改善経済効果は年間98万円であった。

（2）顧客の視点
- 患者サービスの実施による満足度の向上では、薬局待合室に患者用疾患別療養リーフレット40品目を掲示し健康管理への啓発を行った。関連処方せんを受付けた際、薬剤師が積極的にリーフレットを解説して渡しており、患者から好評を得ている。
- 待合室のアメニティーの改善工夫では、血圧計、マッサージチェア設置、足もみマッサージ、飾り花、観葉植物、BGMの設置を行った。
- 複数の医療機関への受診患者に「かかりつけ薬局」の推進を説明するとともに、待合室へ説明文書を掲示しアピールを図った。

（3）業務プロセスの視点
- ジェネリック医薬品（以下、GE医薬品）の調剤率アップへの対応は、採用先発医薬品に対するGE医薬品リスト表を作成して患者応対時に変更の推進を行った。現在では36.5％を維持している。
- 処方の安全性、調剤の正確性の確保は、声出し自己鑑査の徹底による調剤エラー防止を図り、薬学的視点から処方監査を励行した。例えば、腎機能が低下してきた患者へのDPP-4阻害薬の選択を疑義照会し変更となった。
- 調剤の合理化・効率化は、予製（一包化調剤）を実施し患者の待ち時間の短縮を図り、平均待ち時間は4分となっている。

（4）学習と成長の視点

人材の教育・育成では、既存の地域薬剤師会の研修会への積極的な参加、さらに、薬局内の安全管理の充実を目的とした勉強会、及び隣接診療所の医師と薬局スタッフ合同の定期的な勉強会の開催を始めた。また、1年に2回、研修旅行を企画し実施した。

これからのファーマシーマネジメント戦略

これからは、今後の人口動態や疾病構造の把握、将来の医療行政や社会情勢を勘案しつつ、地域医療連携による在宅訪問医療への取組、及び地域住民・患者の予防的健康管理と安全な薬物治療の確認手段としてフィジカルアセスメントの積極的な推進を行い、患者のニーズ及び高い満足度が得られる医療・健康サービスを提供していきたい。

患者満足度の向上には、随時患者アンケート実施による改善工夫を目指す。実践にはいずれも優秀な人材が何よりも基本であるため、資質の高い薬剤師の育成とスタッフのモチベーション向上を図りたい。

　また、昨今の医療機関や薬局の経営状況を調べた厚生労働省の「医療経済実態調査」によると、保険薬局の損益率は、個人及び法人ともに、2012年度（平成24年度）の調剤報酬改定後に前年度に比べ経営状況が悪化していることが報告されており、今後の薬局管理・運営は経営の基盤である損益分岐点を明確にした財務分析が必須である。その対策にはSWOT分析の活用を図りたい。そして経営基盤の安定化を期して新規薬局の開発にも挑戦したい。

（佐川　賢一）

参考資料

参考資料

病院薬剤師版BSC導入に向けての取組と調査結果

　公益社団法人神奈川県病院薬剤師会ファーマシーマネジメント委員会は、2007年（平成19年）に常設委員会として発足した。以来、薬剤部門が病院経営に貢献できる組織となるためにマネジメントツールとしてのBSC（バランストスコアカード）の普及活動に力を入れている。その取組の柱となるものが年1回開催している「病院薬剤師版BSCセミナー」（以下、本セミナー）である。

「病院薬剤師版BSCセミナー」の概要

　本セミナーではBSCの概念を学び、自施設の活動計画を実際に作成することでその手法を身につけることができるようになっている。同一施設から役職者と中堅職員を含め3〜4人のグループ参加が望ましいとしているが、小規模施設の場合はこの限りではない。ビジネススクールの講師を招聘して基調講演をいただき、その後グループワーク形式で、SWOT分析、クロス分析、戦略マップ作成、スコアカード作成を2日間で行う。講演内容の理解をより確実な

表1　病院薬剤師版BSCセミナー時間割

第1部（1日目）	
10：05〜11：00	ビジネススクール講師による基調講演「BSCの基本構造と作成ステップ」
11：00〜13：00	グループワーク「薬剤部のSWOT分析を試みる」
14：00〜16：30	グループワーク「クロス分析と戦略課題の抽出」
16：30〜17：30	代表グループによる中間発表
17：30〜18：00	委員による講義「次回のテーマ：戦略テーマの抽出と戦略マップの構造」
第2部（2日目）	
10：05〜10：20	委員による講義「戦略マップ作成のポイント」
10：20〜12：00	グループワーク「戦略マップの作成」
13：00〜13：15	委員による講義「スコアカード作成のポイント」
13：15〜16：15	グループワーク「スコアカードの作成と目標値の設定」
16：15〜17：35	グループ発表会・討論

ものにするため、委員で作成した事前資料を配布している。また、各施設に委員が1人ずつファシリテータとして関わり必要なときには助言を行うことによって、初めて参加する施設でもしっかりと取り組めるプログラム（**表1**）となっている。

　開催は次年度の活動計画を検討する時期に合わせ、例年第1部が12月、第2部が1月の土曜日もしくは日曜日となっている。第1部終了後、作成した分析結果を自施設に持ち帰り、職場の意見も加味して追加修正をすることもできる。委員は各施設の結果を再確認し、典型的な例もしくは分析が十分でない例として数施設挙げ、第2部開催までの間に会合を持ち振返りと検討を行う。この作業は第2部を円滑に進行させるために必要であり、また、経験の少ない委員のトレーニングにもなっている。このような工夫をすることで、全ての参加施設が時間内にスコアカードを完成させることができるのだと考えている。

■■「病院薬剤師版BSCセミナー」の調査結果

　2008年（平成20年）からの5年間について、参加施設と参加者の状況、作成されたBSCの中の経営課題についての調査結果、参加者へのアンケート結果をまとめた。

（1） 参加施設と参加者の状況

　参加施設数は、5年間で延べ58施設に上る（**図1**）。複数回参加している施設も10施設ある。委員が13人であることから残念ながら受入れに限界もある。100床未満の施設の参加はこの5年間ではなかった。2012年（平成24

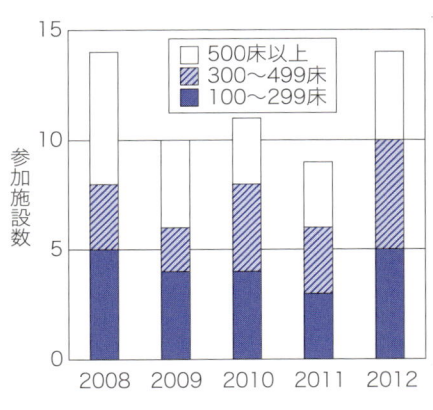

図1　病床数別参加施設数

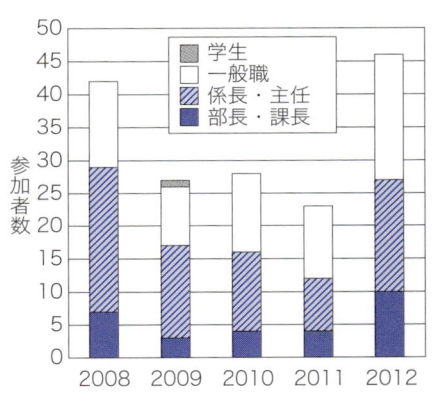

図2　役職別参加者数

年）の参加者が多いのは日本病院薬剤師会関東ブロック学術大会においてセミナー・基礎講座・シンポジウムを開催し多数の方に参加いただき、ファーマシーマネジメントの重要性をアピールできた結果と考えている。参加者の内訳では、役職者のみでなく、次世代のリーダーとなる若手職員も参加している（図2）。

（2）作成されたBSCの中の経営課題についての調査結果

参加58施設が作成した戦略マップから経営課題を視点ごとに調査したところ、以下のようなキーワードが浮かび上がった。

財務の視点では、「医薬品関連費用の抑制」と「診療報酬の増加」に大きく二分された。費用抑制に関してはすべての施設で挙げられており、「ジェネリック医薬品の導入推進」は51.5％の施設で、「医薬品管理の徹底」は27.3％の施設で、「薬物療法の適正化」は24.2％の施設で取り上げられ、主なキーワードとなっている。「診療報酬の増加」も90.9％の施設で挙げられており、「薬剤管理指導料算定増加」が主な内容となっている。また、「医業外収入の増加」として、「学生実務実習の充実」や「臨床治験実施」についても20％未満ではあるが挙げられている。

顧客の視点では、対象が内部顧客及び外部顧客に大きく二分された。内部顧客として医師、看護師等の医療従事者が91.0％の施設で、経営者が30.3％の施設で対象となっており、外部顧客として、患者は100.0％、学生は24.2％、保険薬局は21.2％の施設で対象となっていた。内部顧客に対する経営課題は、「医薬品情報提供」が72.7％の施設で、医師、看護師等の「業務負担軽減」が42.4％の施設でキーワードとなっている。外部顧客の患者に対する経営課題は、「医療安全」87.9％、「薬物療法の質向上」72.7％、これらによる「満足度向上」は63.6％の施設でキーワードとなっている。

業務プロセスの視点は、各病院が持つ要改善の事項となるため極めて多岐にわたっている。したがって業務改善に関する課題はすべての施設で挙げられており、主な経営課題として「新規業務」は78.8％、「病棟業務」は72.7％の施設でキーワードとなっている。

学習と成長の視点では、学習の内容より階層別に分けた学習に関する課題が挙げられている。「認定・専門薬剤師取得」を意識した課題は72.7％の施設で、「専門性の向上」を目指した課題も45.5％の施設で、「新人教育の充実」は33.3％の施設で挙げられているが、「マネジメントスキルの向上」は27.3％と他と比べると少々低くなっている。そのほか、「人材確保」についても27.3％

の施設で挙げられている。

(3) 参加者へのアンケート結果

本セミナーでは、毎回参加者へのアンケートを実施している。それらの結果を図3に示す。

質問1「BSCを知っていたか」については、「今回初めて聞いた」、「言葉を知っている程度」の回答の割合が複数回参加している施設があるためもあるが年々減少し、「勤務先で導入、運用に関与している」との回答が2010年（平成22年）以降出てきている。

質問2「本セミナーは薬剤部門のマネジメントに役立つと思ったか」については、毎回「非常に役に立つ」、「やや役に立つ」との回答が90％程度と高い。多くの参加者がマネジメントツールとしてのBSCの有用性を高く評価している。「どちらともいえない」と回答した参加者に理由を尋ねると、「自分の理解が不十分」、「効果が理解できない」ということが主な理由であった。

質問3「BSCをさらに深く学びたいと思うか」については、「強く思う」、「やや強く思う」との回答が全体として78.9％であった。「どちらともいえない」、「あまり思わない」と回答した

質問1「BSCを知っていたか」

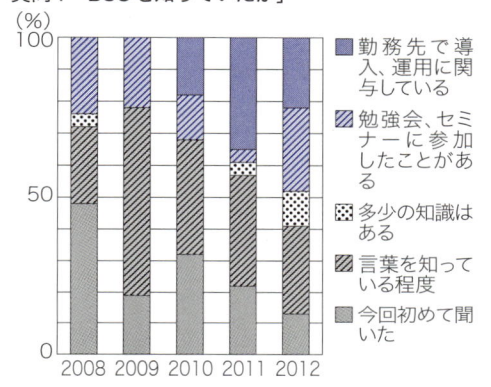

質問2「（主任以上に対し）本セミナーは薬剤部門のマネジメントに役立つと思ったか」

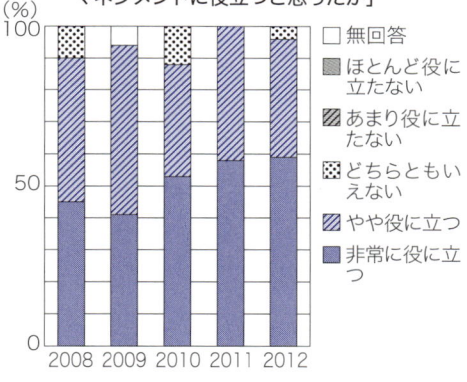

質問3「BSCをさらに深く学びたいと思うか」

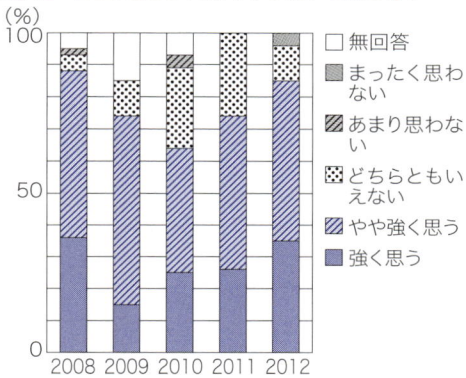

図3　病院薬剤師版BSCセミナー参加者へのアンケート結果

参加者はその76.2%が一般職であった。

　その他の自由意見としては、「自部署を見つめ直すよい機会だった」、「今回の企画で経営面や組織に対する考え方において不足していることが多々あることに気づかされた」、「他施設の問題となっていること、解決策も学ぶことができとても有意義であった」、「他施設の発表をもう少し長く聞きたかった」、「土曜日の日中に複数人数での参加は業務的に厳しかった」、「戦略マップの作成辺りから難しくなり経験が必要と思った」などが寄せられた。

　公益社団法人神奈川県病院薬剤師会ファーマシーマネジメント委員会では、今後も病院薬剤部門の組織力向上のため、マネジメントツールとしてのBSCの普及を推進していきたい。

●文献
1) 公益社団法人神奈川県病院薬剤師会ファーマシーマネジメント委員会，日本経済大学大学院ファーマシーマネジメント研究所：病院薬剤師版BSC導入に向けての取組みと成果第8報〜病院薬剤部門における戦略マップの分析〜．第23回日本医療薬学会年会講演要旨集，p300，2013．
2) 公益社団法人神奈川県病院薬剤師会ファーマシーマネジメント委員会：ファーマシーマネジメントの基礎知識〜組織を成功へ導く戦略とマネジメント〜，2012．

（中村　葉月）

付録

- ●クロス分析表
- ●戦略マップ
- ●スコアカード

● クロス分析表

		外部環境分析	
		O（機会） O1： O2： O3： O4： O5： … …	T（脅威） T1： T2： T3： T4： T5： … …
内部環境分析	S（強み） S1： S2： S3： S4： S5： … …	積極的攻勢 （強みで取り組める機会の創出） 【　×　】	差別化戦略 （強みで脅威を回避） 【　×　】
内部環境分析	W（弱み） W1： W2： W3： W4： W5： … …	弱点克服・転換 （弱点を克服して強みに転換し機会を逃さない） 【　×　】	業務改善 （弱みと脅威で最悪の事態を招かない対策） 【　×　】

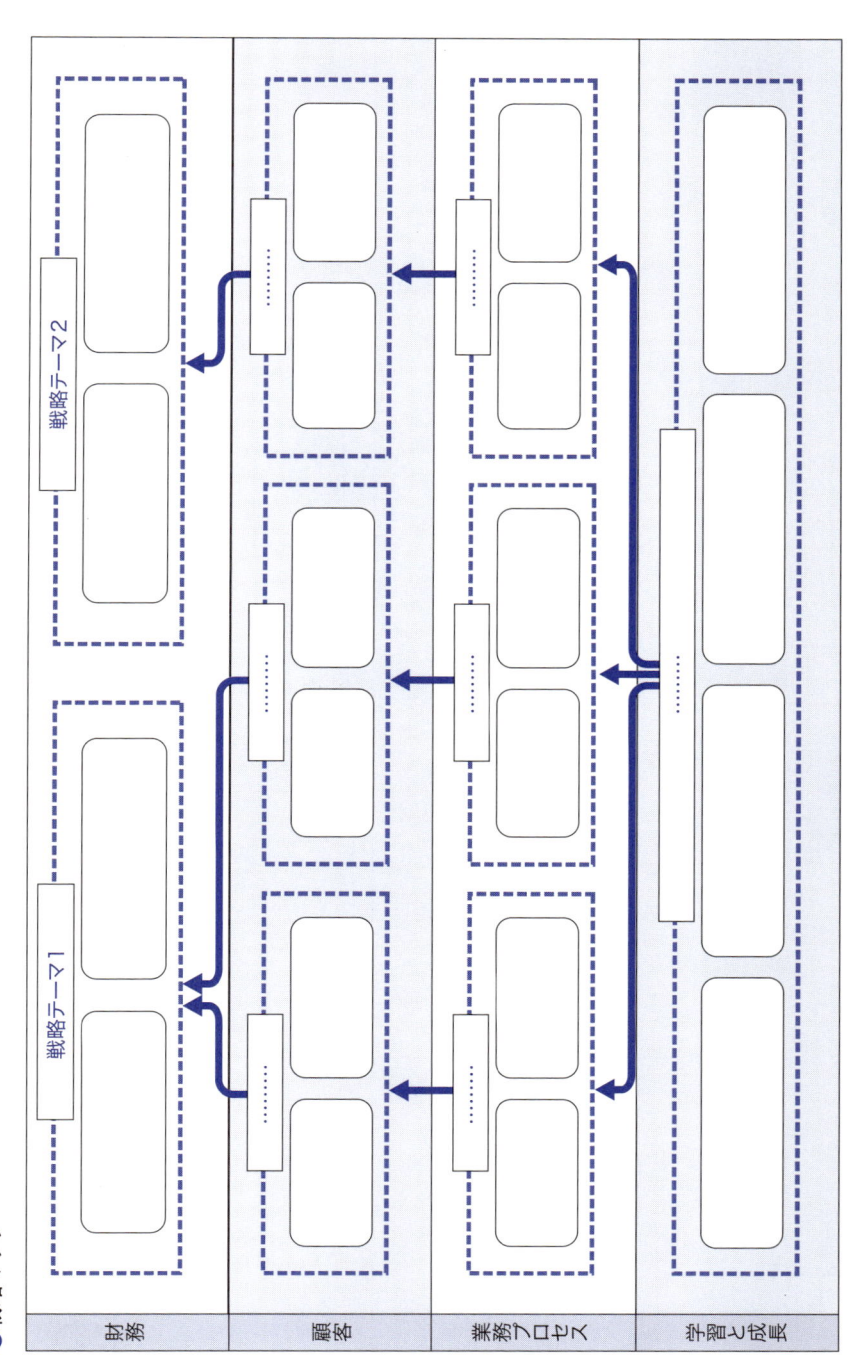

●戦略マップ

| 財務 | 顧客 | 業務プロセス | 学習と成長 |

●スコアカード

	戦略目標	重要成功要因	成果尺度	目標値	アクションプラン
財務					
顧客					
業務プロセス					
学習と成長					

薬ゼミファーマブック

ファーマシーマネジメント 1
BSCを活用した病院薬剤部門・薬局の戦略的管理手法

2014年4月14日　初版第1刷発行

編　集　　赤瀬　朋秀
　　　　（アカセ　トモヒデ）

発行人　　穂坂　邦夫
発行所　　株式会社薬ゼミ情報教育センター
　　　　　〒350-1138　埼玉県川越市中台元町1-18-1
　　　　　TEL／FAX　049-241-5445

編集室　　学校法人医学アカデミー 出版部
　　　　　〒101-0063　東京都千代田区神田淡路町1-5　二引ビル3階
　　　　　TEL　03-5298-8263／FAX　03-5298-8262

©2014　落丁・乱丁はお取り替え致します。　　ISBN978-4-904517-44-4